从小减盐控血压

特邀顾问　钮文异（北京大学公共卫生学院）
主　　编　王海俊　马　军
编写人员（以姓氏笔画为序）：
马　军（北京大学儿童青少年卫生研究所）
马　媛（北京大学医学部乔治健康研究所）
王海俊（北京大学儿童青少年卫生研究所）
刘芳宏（北京大学儿童青少年卫生研究所）
阳益德（北京大学儿童青少年卫生研究所）
张　京（北京大学医学部乔治健康研究所）
尚晓瑞（北京大学儿童青少年卫生研究所）
孟祥睿（北京大学儿童青少年卫生研究所）

北京大学医学出版社

CONGXIAO JIANYAN KONG XUEYA

图书在版编目(CIP)数据

从小减盐控血压 / 王海俊，马军主编 .—北京：北京大学医学出版社，2016.1(2020.8 重印)
ISBN 978-7-5659-1216-0

Ⅰ. ①从… Ⅱ. ①王… ①马… Ⅲ. ①儿童—营养卫生②高血压—防治 Ⅳ. ① R153.2 ② R544.1

中国版本图书馆 CIP 数据核字 (2015) 第 207383 号

从小减盐控血压

主　　编：王海俊　马　军
出版发行：北京大学医学出版社
地　　址：(100083) 北京市海淀区学院路 38 号　北京大学医学部院内
电　　话：发行部 010–82802230；图书邮购 010–82802495
网　　址：http://www.pumpress.com.cn
E – mail：booksale@bjmu.edu.cn
印　　刷：北京强华印刷厂
经　　销：新华书店
责任编辑：董采萱　　责任校对：金彤文　　责任印制：李　啸
开　　本：889 mm × 1194 mm　1/24　　印张：2.5　　字数：43 千字
版　　次：2016 年 1 月第 1 版　2020 年 8 月第 2 次印刷
书　　号：ISBN 978–7–5659–1216–0
定　　价：18.00 元

前　言

盐是人们生活中常用的调味品之一。中国营养学会推荐每人每天吃盐不应该超过6克（g）。国内外研究证明，吃盐多容易导致高血压，高血压则易导致卒中（中风）、冠心病、肾病等疾病。少吃盐可以使血压下降，预防控制高血压导致的疾病。从儿童时期开始少吃盐，可以减缓血压随着年龄升高的进程，预防高血压和心血管疾病，从而获得最大的远期健康收益。

2002年中国居民营养与健康状况调查发现，农村居民每人每天吃盐11.1g，城市居民为9.8g，合计每人每天平均吃盐10.7g。2010年一项研究估计，中国20岁以上成年人每人每天吃盐为12.3g，明显高于中国营养学会推荐的6g。有调查发现，儿童食盐的摄入量几乎和成人一样高。许多儿童及家长不了解多吃盐的危害，不知道怎样减少吃盐量。

2013年，为了实施由英国医学研究理事会资助的项目“基于学校的小学生及其家庭减盐干预研究”（项目号：MR/J015903/1。项目负责人：伦敦大学玛丽女王学院何凤俊博士、北京大学医学部乔治健康研究所武阳丰教授），在北京大学公共卫生学院钮文异教授提供原创儿歌等和亲身指导下，北京大学儿童青少年卫生研究所负责主持编写了这本健康科普书，并在项目开展单位——长治市14所小学开展干预活动的过程中不断加以修改完善。我们得到了项目负责人武阳丰教授和何凤俊博士、伦敦大学玛丽女王学院Graham A. MacGregor教授以及长治医学院冯向先教授给予的指导和帮助，特此致谢！

本书的内容包括“中风、高血压和减盐”“每天吃多少盐”“如何减少吃盐”“贵在坚持”四个部分，目的是用通俗易懂的文字、形象的卡通图片，准确、简要地呈现知识要点。另外，本书还设计了“常见问题解答”“思考题”和“高盐食物记录表”，帮助学生理解记忆，并将所学知识转化为行动。

学校健康教育教师或学校卫生工作人员可使用本书开展健康教育，学生也可以回家自学。由于儿童和成人都应该减少吃盐量，家庭成员共同减盐才能有效果，所以使用这本书对儿童进行健康教育时，需要注意通过儿童提高其家人（父母及其他家庭成员）的减盐意识，以及通过儿童对家人的减盐行动产生影响。

我们衷心希望本书能在儿童少吃盐与防控高血压方面发挥作用，也期待广大读者提出进一步改进的意见或建议，以便再版时修正。

编　者

2015年12月

目　录

小明和小红是非常好的朋友。有一天，小红突然闷闷不乐，原因是爷爷得了中风（即卒中）。

“中风？”一串串问号出现在小明和小红的小脑袋里，“什么是中风呢？为什么会得中风呢？”

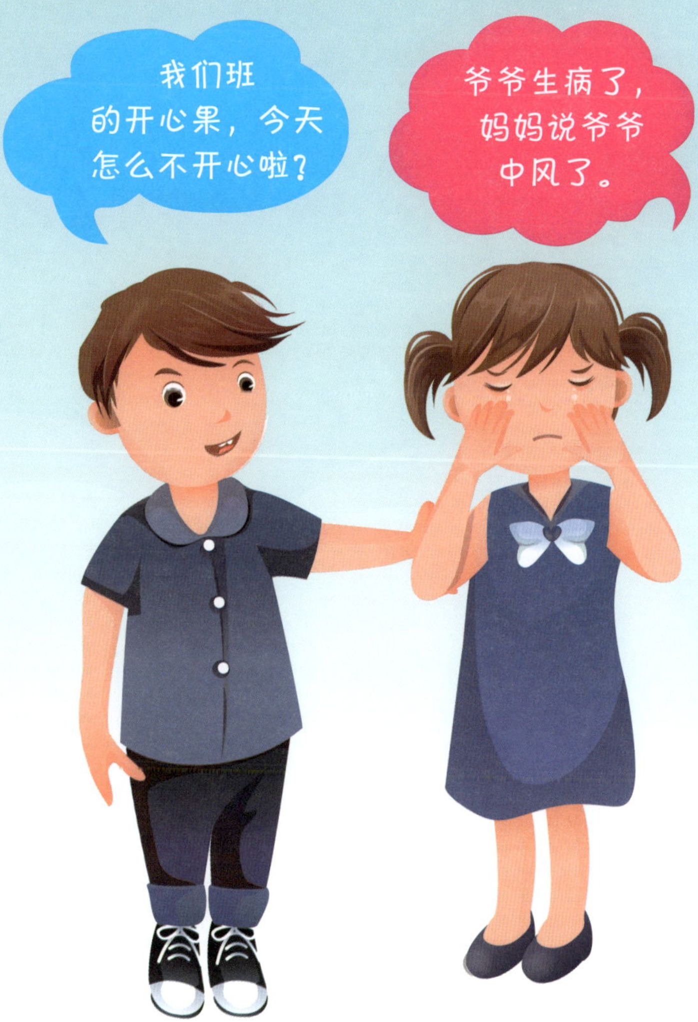
我们班的开心果，今天怎么不开心啦？
爷爷生病了，妈妈说爷爷中风了。

第一部分
中风、高血压和减盐

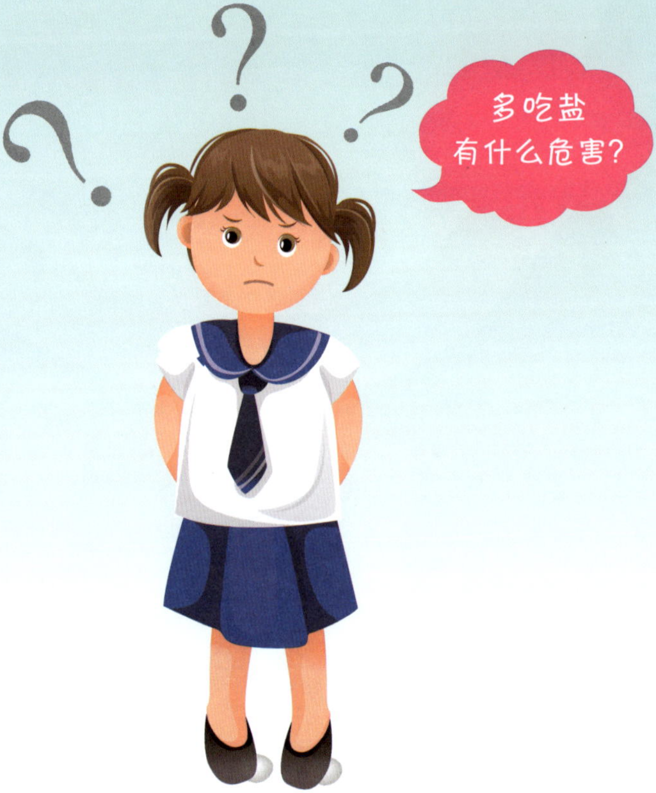

一、中风

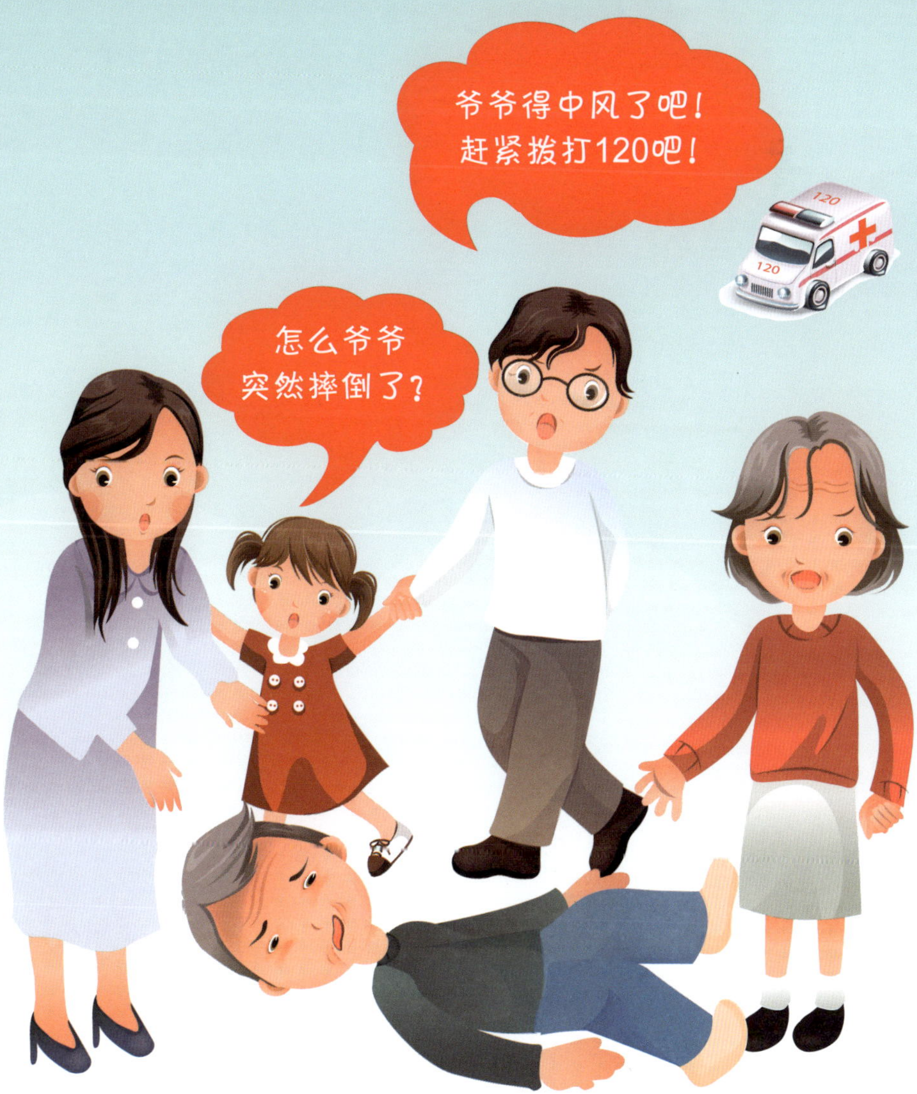
爷爷得中风了吧！
赶紧拨打120吧！
120
120
怎么爷爷
突然摔倒了？

中风是由脑血管破裂出血
或血管阻塞引起的脑组织损伤。

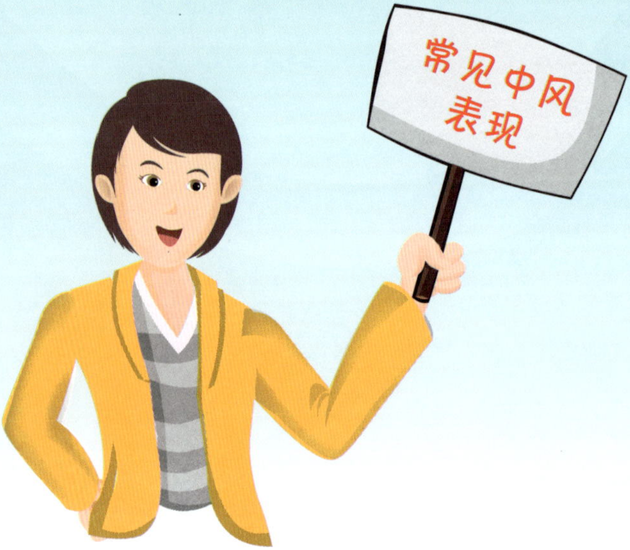

突然昏倒

口角歪斜

说话不清

动弹不了

导致中风最常见的原因是高血压。

二、高血压

高血压的发生与人体内输送血液的血管有关。血管分为两种，一种称为动脉，另一种称为静脉，动脉里的压力有一个正常的范围，如果动脉的压力一直超出这个正常范围就要注意了。（得了高血压的话，每天要吃药哦！）

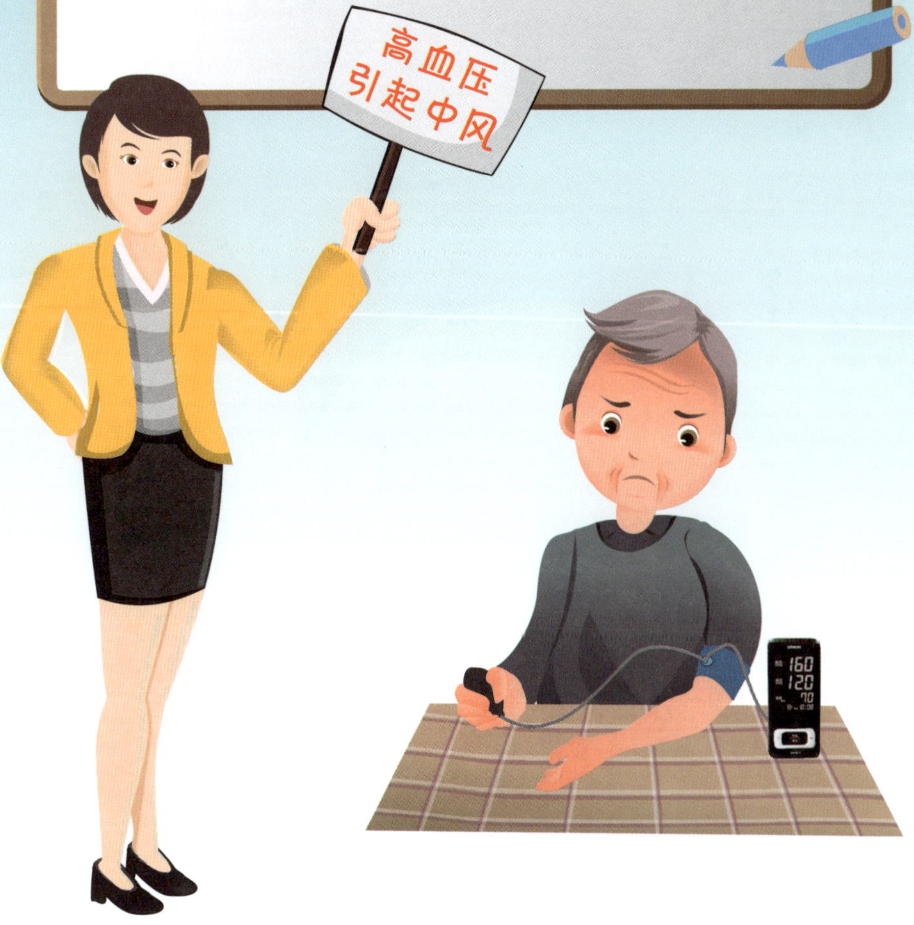

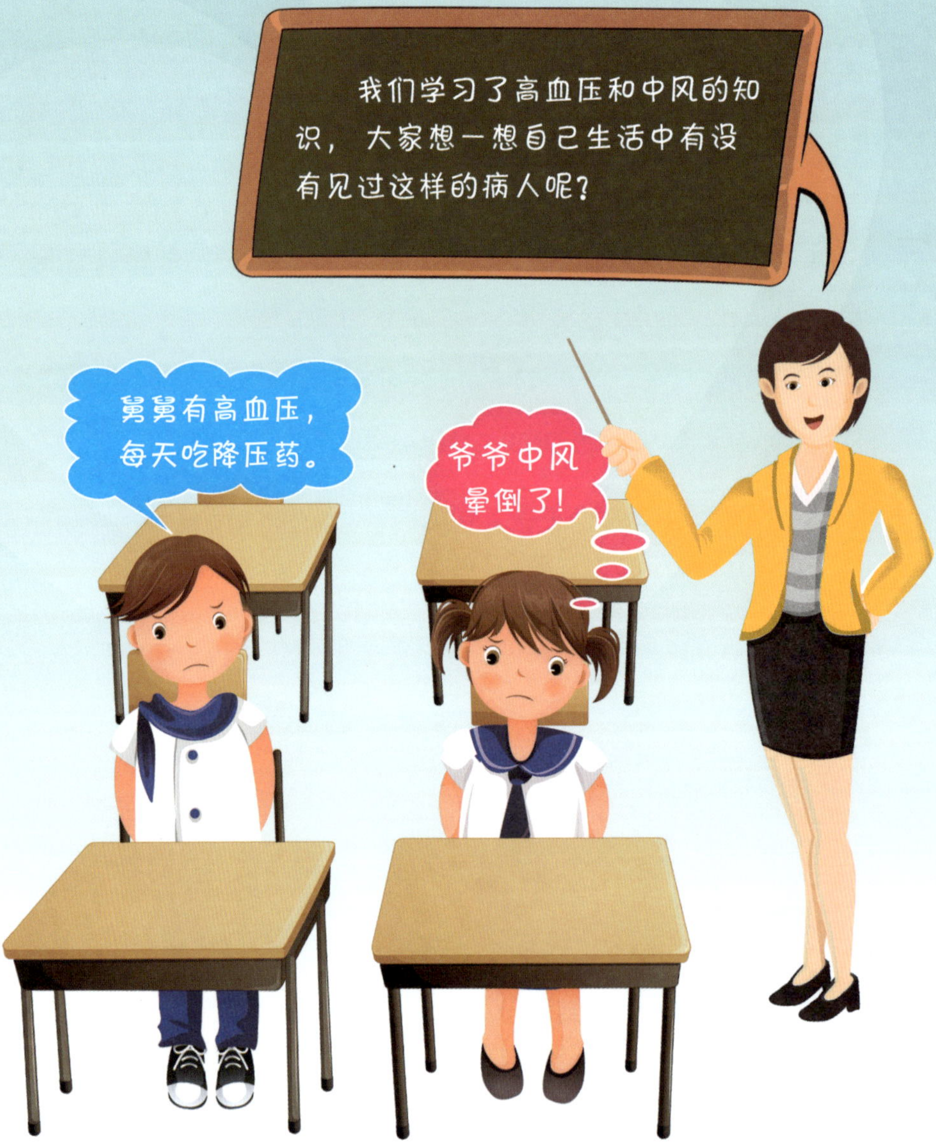
我们学习了高血压和中风的知识，大家想一想自己生活中有没有见过这样的病人呢？
舅舅有高血压，每天吃降压药。
爷爷中风晕倒了！

可见，高血压和中风其实就在我们身边！

三、盐和高血压

食盐又叫氯化钠，钠多容易升血压；
为了健康少吃盐，减盐关键在减钠。

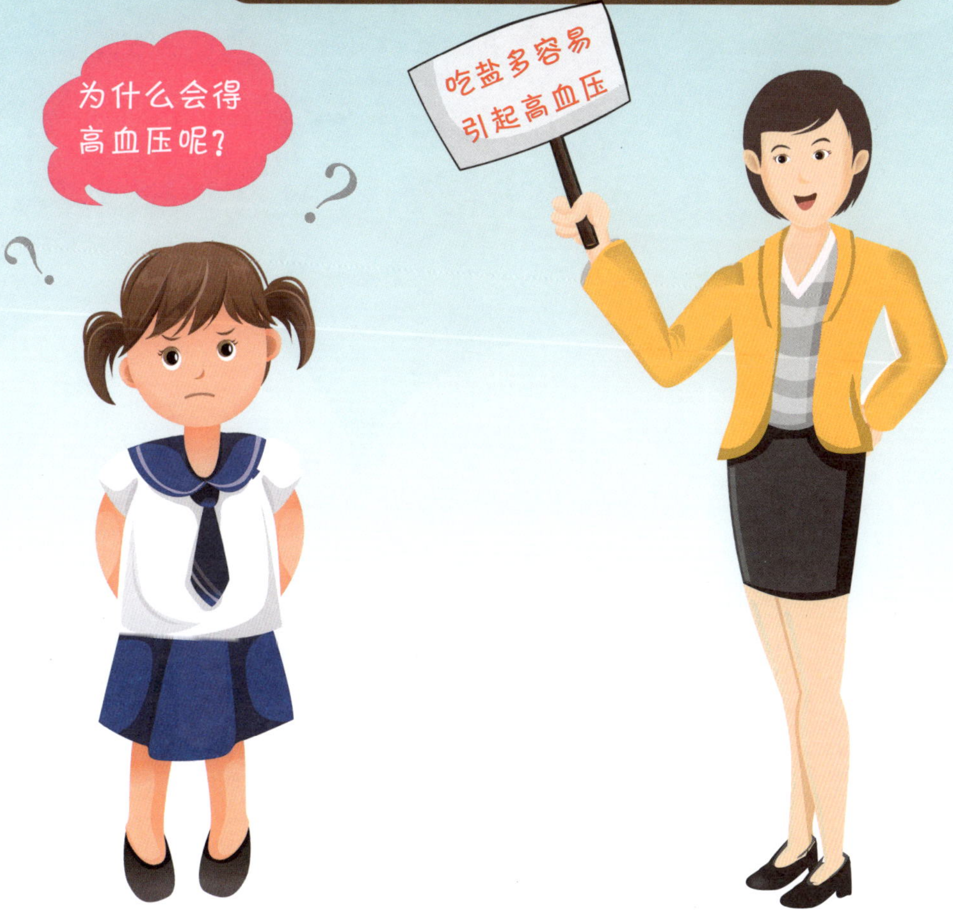

四、多吃盐的危害

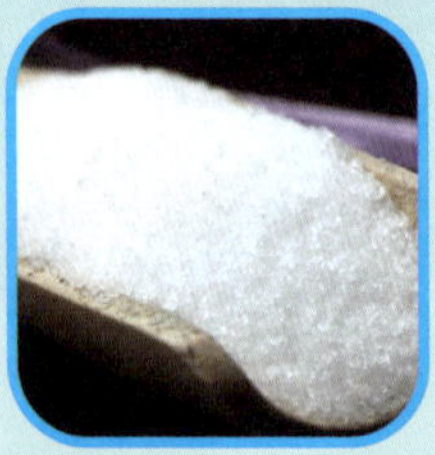

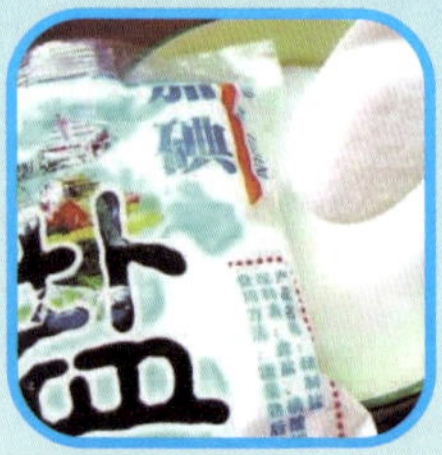

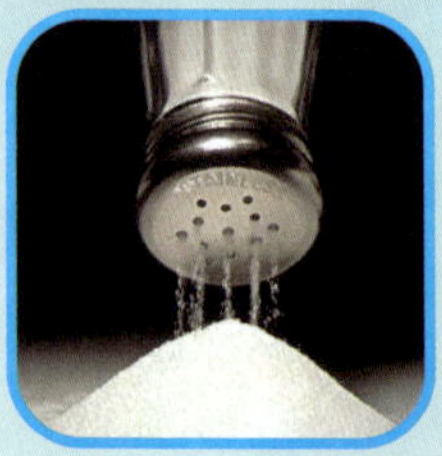

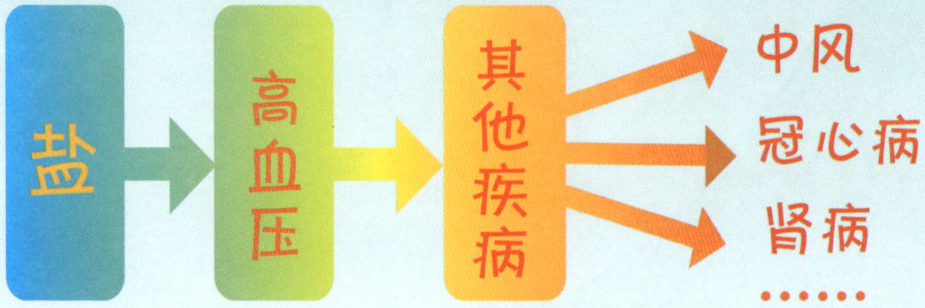

多吃盐易导致高血压，高血压除了易诱发中风以外，还会引起其他疾病。

现在很多人吃饭的口味很重，喜欢吃咸的东西。这样，盐吃多了，虽然满足了口感，却严重损害了健康。

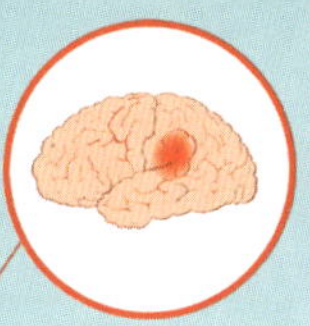

吃盐多易导致脑血管疾病

血压升高易导致脑卒中等脑血管疾病，每天少吃3g盐能使发生脑卒中的风险下降15%，坚持时间越长，效果越明显。

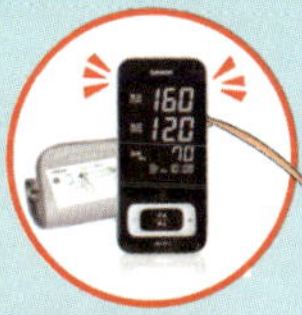

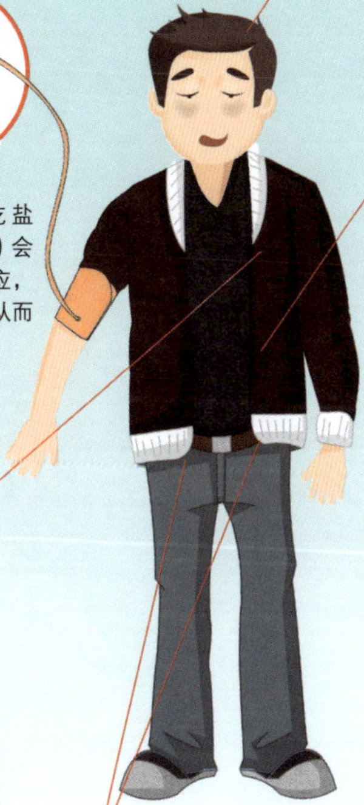

吃盐多会使血压升高

食盐里面含有钠，吃盐（钠）多了，食盐（钠）会在身体内产生一系列反应，导致血管内压力升高，从而引起高血压。

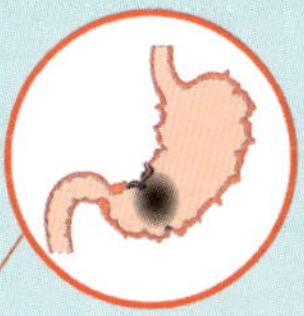

吃盐多易诱发胃癌

长期吃盐（钠）多，可损伤胃黏膜、引发胃癌。我国8省574个县的调查显示，吃盐越多，胃癌死亡率越高。

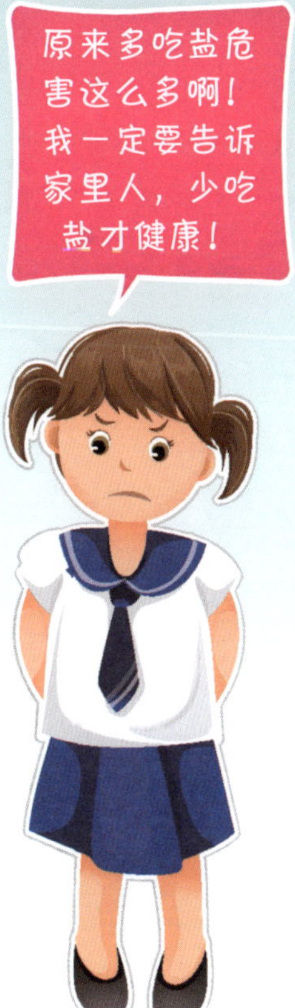
原来多吃盐危害这么多啊！我一定要告诉家里人，少吃盐才健康！

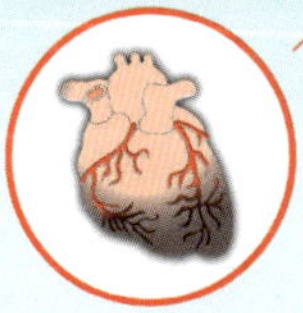

吃盐多易导致心血管疾病

血压升高易导致冠心病等心血管疾病，每天少吃3g盐能使发生冠心病的风险下降9%，坚持时间越长，效果越明显。

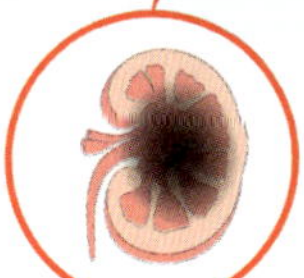

吃盐多易诱发肾病

吃盐（钠）多，过多摄入的钠离子会增加肾负担，易诱发肾病。

常见问题解答

1. 人类为什么食用盐？

6000年前，人们每天摄入食盐约0.1g，均来自于自然界的食物中。古代人经过无数次随机地品尝海水、盐湖水、盐岩、盐土等，尝到了咸味的香美，并将自然生成的盐添加到食物中去，发现有咸味的食物更香。后来，人们已不再满足于仅仅依靠大自然生成的盐，开始摸索从海水、盐湖水、盐岩、盐土中制取食用盐。在商代，人们就已经知道用盐作调味品，来配制美味的羹汤。到了周代，人们已经把咸味作为“五味”（酸、苦、辛、咸、甘）之一。

后来，人们发现盐可以用来保存食物，就开始在新鲜食物里放盐以便保鲜，并逐步制作出各种酱菜和盐腌食物，之后人们的食盐摄入量越来越多。再后来，人类发明了冰箱，可以更好地保存食物，不需要再用盐来保鲜，但大家已经习惯了咸味食物，冰箱的使用并没有让人们减少食盐的使用和摄入。

从食盐的历史中可以看出，在人们生活中食盐已经成了一种重要的调味品。

2. 少吃盐有什么好处？

国内外大量研究发现，高盐饮食是心脑血管疾病的重要致病原因之一。同时，吃盐多还会带来许多其他健康危害，如胃癌、肾病等。反之，如果减少吃盐，就可以预防由于吃盐多诱发的疾病。科学研究发现，如果每天少吃3g盐，就会有以下好处：①血压下降；②发生脑卒中(俗称中风)的危险降低15%；③发生冠心病的危险降低9%。坚持时间越长，这些效果会越明显。

思考题

1.请说出三种与吃盐多有关的疾病。

①__________ ②__________ ③__________

2. 判断题：少吃盐对健康有好处。（ ）

3. 中风最常见的原因是____________________。

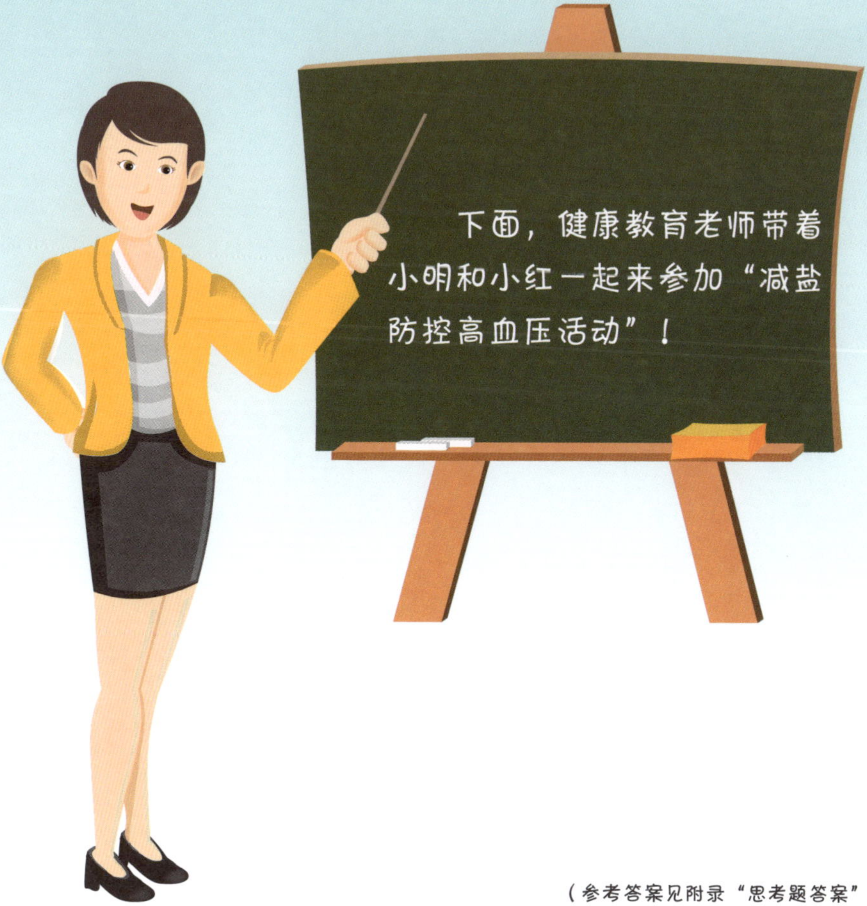
下面，健康教育老师带着小明和小红一起来参加“减盐防控高血压活动”！

（参考答案见附录“思考题答案”）

第二部分
每天吃多少盐

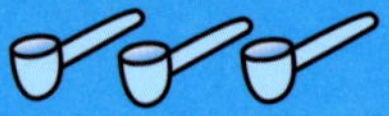

每人每天少于6g盐

一、推荐吃盐量

中国营养学会推荐每人每天吃盐不应该超过6g

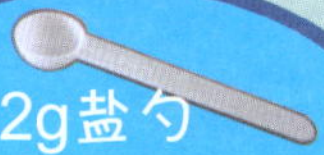

小小盐勺2g装，
每日别超3勺量，
包括炒菜放的盐，
还有各种咸腌酱！

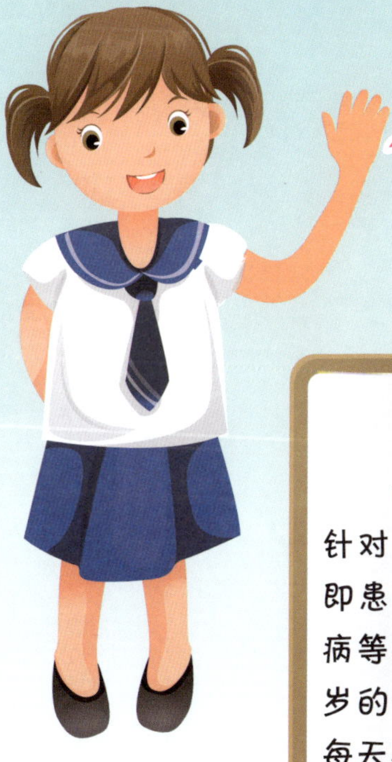

嗯，回家看看妈妈和奶奶做菜用了多少盐。一个人一天吃盐不能超过3个2g盐勺呢！

注意啦！

这里推荐的每天吃盐不超过6g是针对普通人群的。如果是重点人群，即患有高血压、冠心病、中风、糖尿病等慢性病的病人，以及年龄超过50岁的中老年人，吃盐就要更少了——每天不超过4g！

科学研究证明，每人每天的食盐需要量不超过1g！

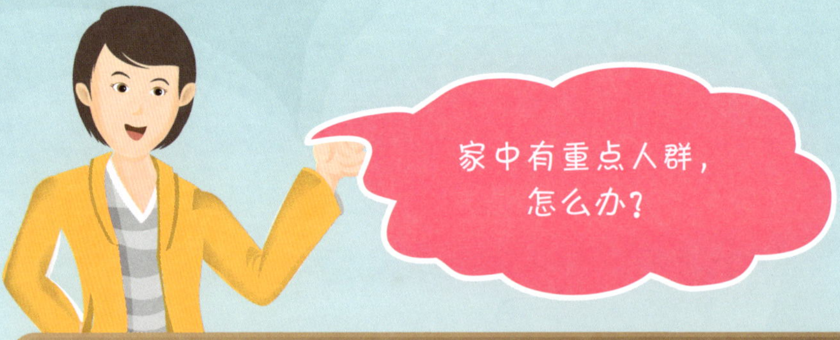

1. 定期看医生：时刻关注身体健康，定期去医院做检查，如有必要，及早治疗，预防心脑血管疾病的发生。
2. 坚持长期吃药：按照医生的要求服药，千万不能擅自停药或是自己随便用药。只有坚持长期服用降压药，才能够达到降血压的目的。
3. 发现异常情况及时找医生：异常情况包括血压异常增高或降低、血糖异常增高或降低、头晕、下肢水肿等情况。
4. 养成健康的生活方式：不抽烟，少喝酒，经常锻炼，合理饮食，心态乐观。合理饮食包括多吃蔬菜水果、少吃肉（特别是肥肉）和少吃油。
5. 特别要少吃盐：因为吃盐多对重点人群的健康损害比对一般人更明显。

二、盐的来源

1 烹调用盐

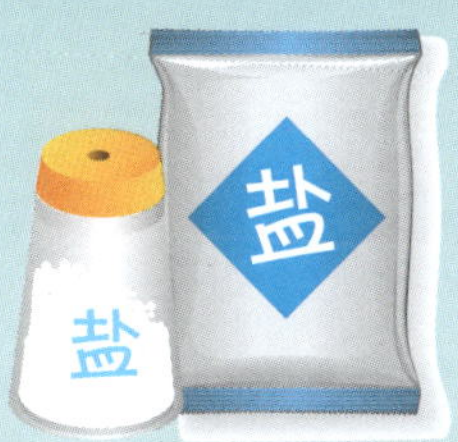

2 酱油

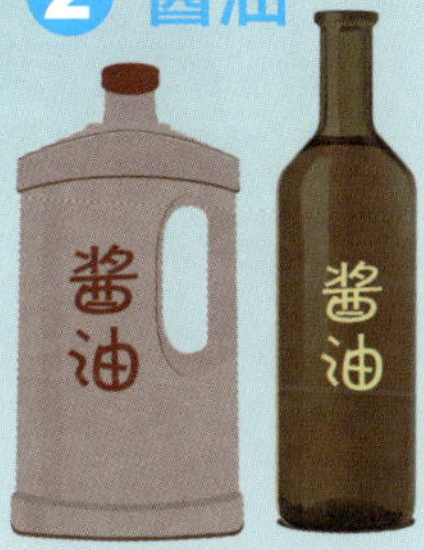

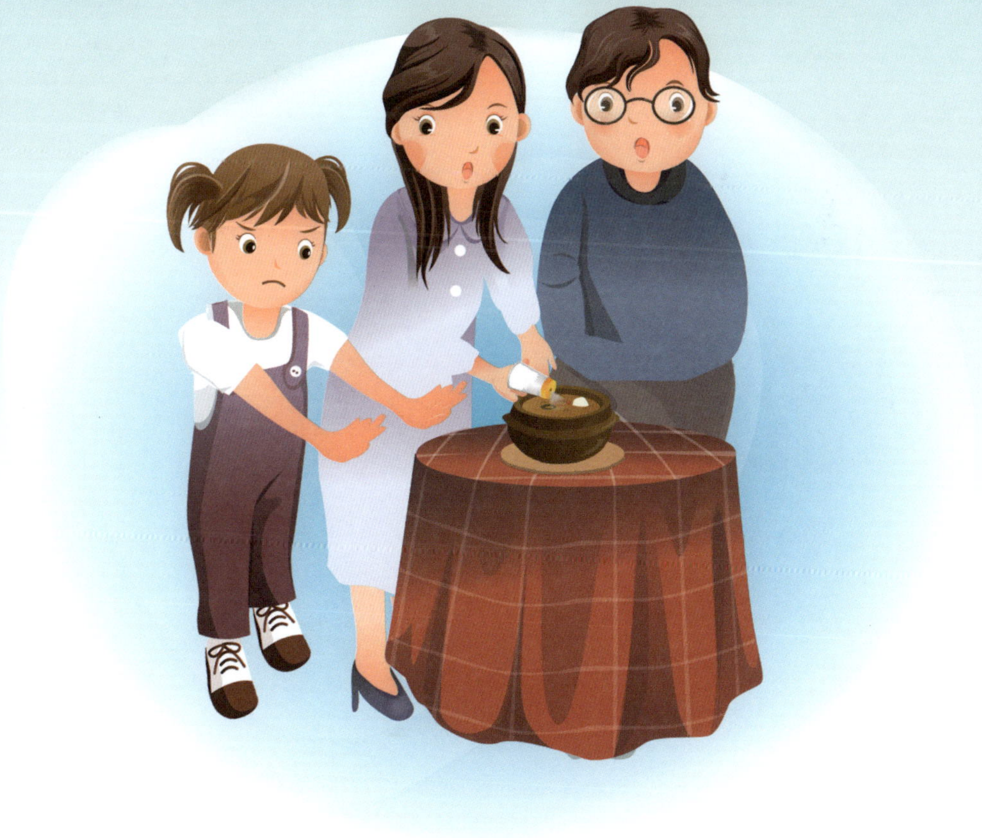

3 高盐食物

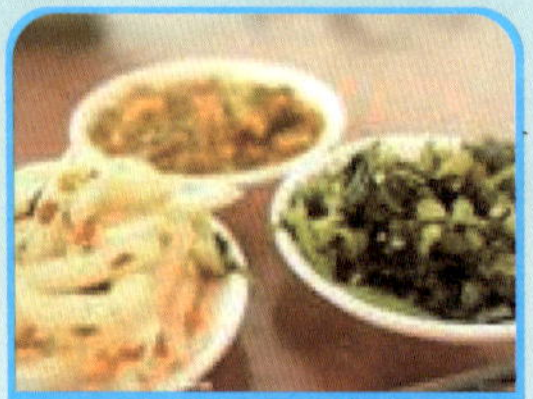

咸菜酱菜类

（雪里红、芥菜头、酱萝卜、榨菜等）

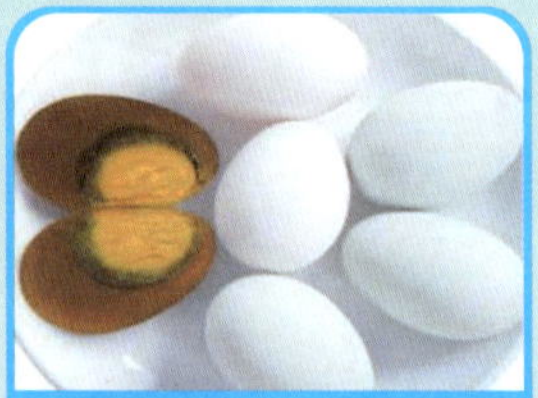

咸蛋

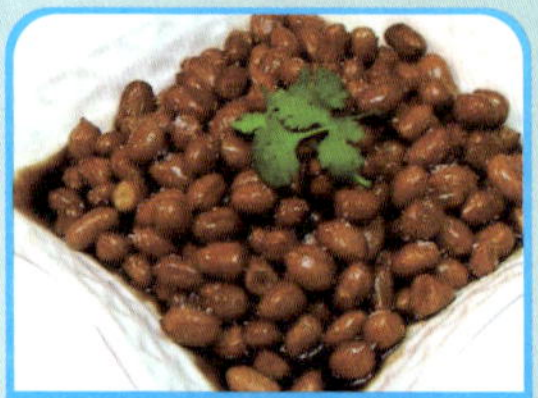

咸花生和坚果

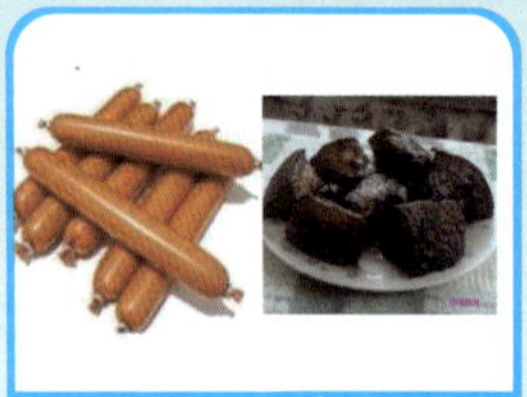

熟食肉禽类

（香肠、火腿、腌肉、扒鸡、烧鹅、叉烧肉、牛肉干等）

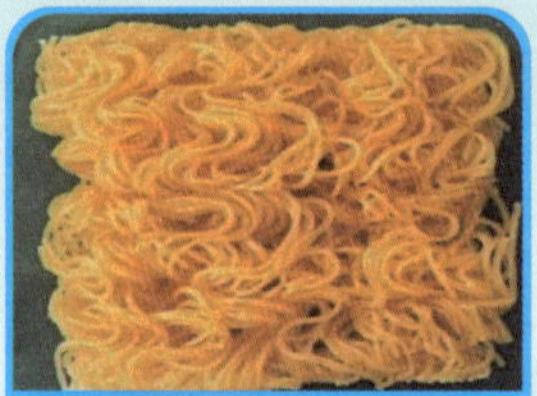

速食面类

（方便面或干吃面）

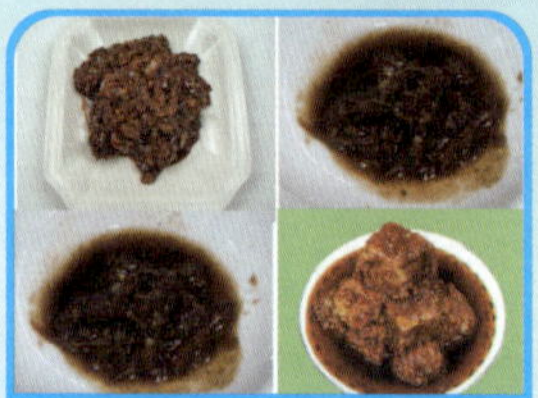

酱和调料类

（豆瓣酱、黄酱、甜面酱、腐乳等）

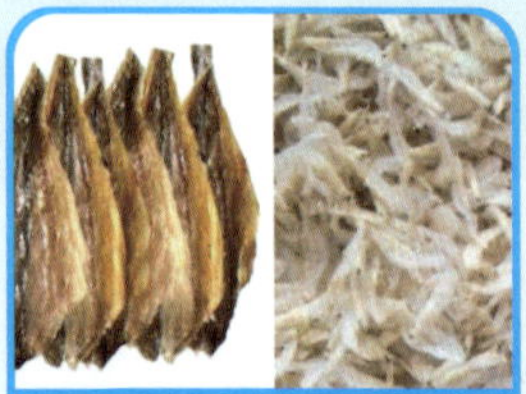

咸鱼虾类

（咸鱼、虾米、虾皮、鱼片等）

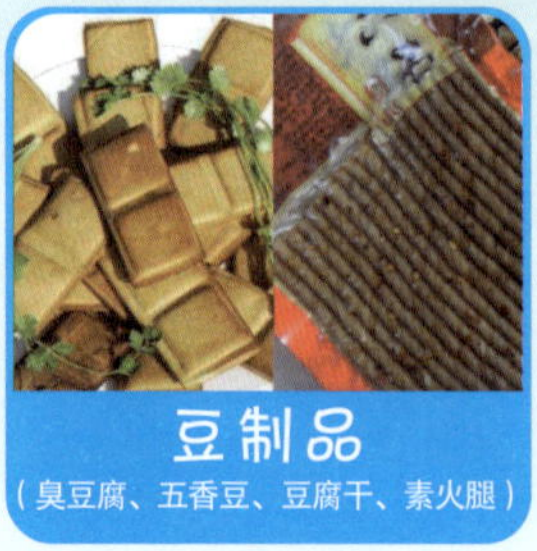

豆制品

（臭豆腐、五香豆、豆腐干、素火腿）

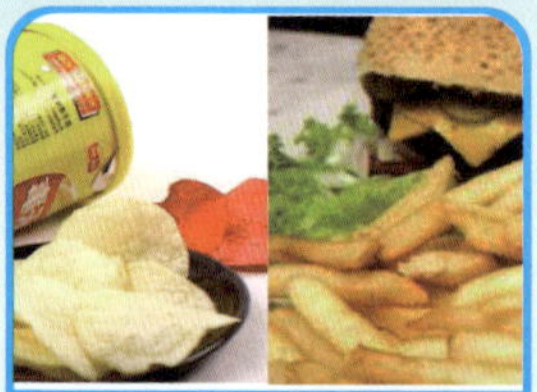

小吃类

（薯片、薯条或膨化食品等）

有人可能觉得3个2g盐勺的盐很多，自己平时每天可能吃不到那么多。

其实不然，一方面是因为我们对炒菜放的盐一般没有太准确的估计；另一方面，我们的吃盐总量有许多是从其他地方获取的，而不仅仅是我们看见的炒菜时直接加进去的盐。其实很多食物是含“隐形”盐的，如果不加以注意，我们会在不知不觉中吃进很多食盐，患高血压、中风和冠心病等相关疾病的风险也无形中增大了许多。

要识别隐形盐，我们可以通过食物标签查看食物的食盐含量。对于没有食物标签的食物，可以参考本书中第20页的“每100g（2两）常见食物的含盐量（g）”表。

三、学会认识食物标签

高盐食物	含盐量超过1.5g/100g（或含钠量超过0.6g/100g）
中盐食物	含盐量0.3~1.5g/100g（或含钠量0.1~0.6g/100g）
低盐食物	含盐量低于0.3g/100 g（或含钠量低于0.1g/100g）

食物标签

超市卖的食品大都含有看不见的食盐成分。针对这些隐藏着食盐的食品，我们要怎样避免摄入过多的盐呢？

食物标签就是一个很好的帮手！一般食品包装上都会有一个营养成分表，也就是食物标签。我们可以从食物标签上查到其食盐含量。

右图的营养成分表即为食物标签。

2.5g盐中含有1g钠

NRV表示营养素参考值。

从右图中我们可以看出每100g该食物中含钠1576mg，即1.576g。

那么，请同学们自己判断一下右图中的食物是高盐、中盐还是低盐食物呢？

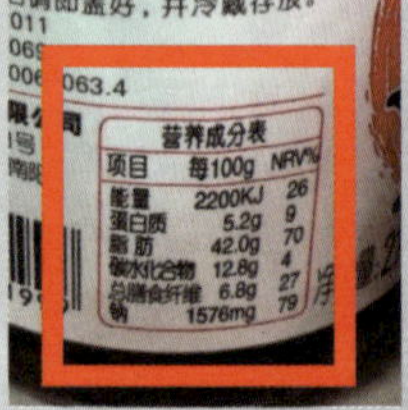

学以致用

同学们，回去收集一些食品袋上的食物标签，并判断一下，这些食物是高盐、中盐还是低盐食物吧！

腐乳

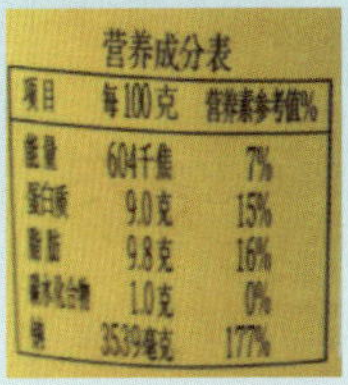
营养成分表

项目	每100克	营养素参考值%
能量	604千焦	7%
蛋白质	9.0克	15%
脂肪	9.8克	16%
碳水化合物	1.0克	0%
钠	3539毫克	177%

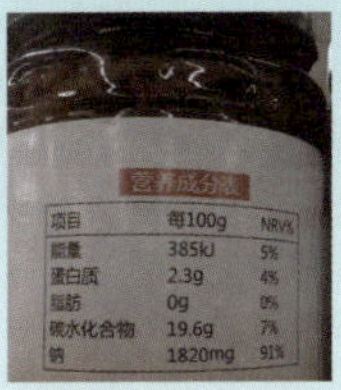
营养成分表

项目	每100g	NRV%
能量	385kJ	5%
蛋白质	2.3g	4%
脂肪	0g	0%
碳水化合物	19.6g	7%
钠	1820mg	91%

咸菜酱菜类（什锦菜）

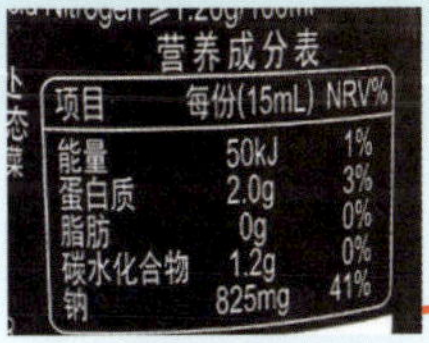
营养成分表

项目	每份(15mL)	NRV%
能量	50kJ	1%
蛋白质	2.0g	3%
脂肪	0g	0%
碳水化合物	1.2g	0%
钠	825mg	41%

酱油

注意隐形盐
学会看食物标签

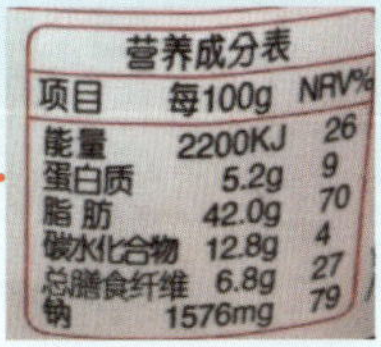
营养成分表

项目	每100g	NRV%
能量	2200KJ	26
蛋白质	5.2g	9
脂肪	42.0g	70
碳水化合物	12.8g	4
总膳食纤维	6.8g	27
钠	1576mg	79

酱类（香菇酱）

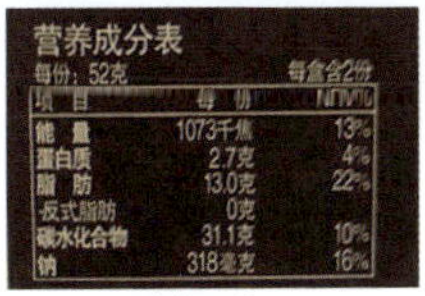
营养成分表

每份：52克　每盒含2份

项目	每份	[illegible]
能量	1073千焦	13%
蛋白质	2.7克	4%
脂肪	13.0克	22%
-反式脂肪	0克	
碳水化合物	31.1克	10%
钠	318毫克	16%

薯片

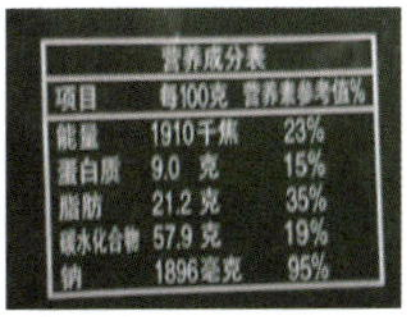
营养成分表

项目	每100克	营养素参考值%
能量	1910千焦	23%
蛋白质	9.0克	15%
脂肪	21.2克	35%
碳水化合物	57.9克	19%
钠	1896毫克	95%

袋装方便面

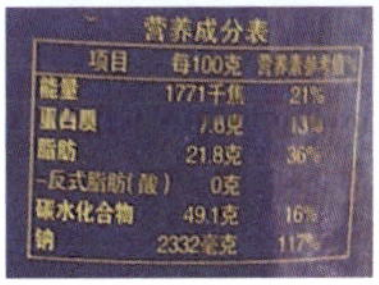
营养成分表

项目	每100克	营养素参考值%
能量	1771千焦	21%
蛋白质	7.8克	13%
脂肪	21.8克	36%
-反式脂肪(酸)	0克	
碳水化合物	49.1克	16%
钠	2332毫克	117%

盒装方便面

四、常见食物含盐量

如果食物包装上没有标注钠含量，我们也可以参考表1了解各种食物的含盐量。

表1　每100g（2两）常见食物的含盐量（g）

咸菜酱菜类	酱萝卜	17.5	熟食肉禽类	咖喱牛肉干	5.3	熟食肉禽类	烧鸡	1.2	鱼虾类	咸鱼	13.5
	苔条	12.6		保健肉松	5.3	速食食品	方便面	2.9		虾皮	12.8
	酱莴苣	11.8		咸肉	4.9		油条	1.5		虾米	12.4
	酱大头菜	11.7		牛肉松	4.9		咸大饼	1.5		鱼片干	5.9
	榨菜	10.8		太仓肉松	4.8		咸面包	1.3		鱿鱼干	2.5
	什锦菜	10.4		福建肉松	3.6		麦胚面包	1.2		龙虾片	1.6
	萝卜干	10.2		火腿	2.8		法式面包	1.2		虾油	2.4
	酱黄瓜	9.6		午餐肉	2.5		牛奶饼干	1	豆制品	臭豆腐	5.1
	腌雪里红	8.4		酱牛肉	2.2		苏打饼干	0.8		五香豆	4.1
	乳黄瓜	7.8		叉烧肉	2.1	酱类和调料	味精	20.7		素火腿	1.7
	酱瓜	6.4		小红肠	1.7		豆瓣酱	15.3		豆腐干	1.6
咸蛋类	咸鸭蛋	6.9		红肠	1.3		酱油（平均）	14.6		兰花豆	1.4
	皮蛋	1.4		宫爆肉丁	1.2		辣酱	8.2		素鸡	1
坚果类	炒葵花子	3.4		烧鹅	6.1		花生酱	5.9			
	小核桃	1.1		鸡肉松	4.3		甜面酱	5.3			
	花生米	1.1		盐水鸭	4		五香豆豉	4.1			
	腰果	0.6		酱鸭	2.5		陈醋	2			
熟食肉禽类	广东香肠	2		扒鸡	2.5		红腐乳	7.9			
	火腿肠	2		北京烤鸭	2.1		桂林乳腐	7.6			
	生腊肉	1.9		肯德鸡	1.9		白腐乳	6.2			

注：食物含盐量是从食物中测的含钠量再折算成氯化钠的数据。红色背景食物为高盐食物，黄色背景食物为中盐食物。

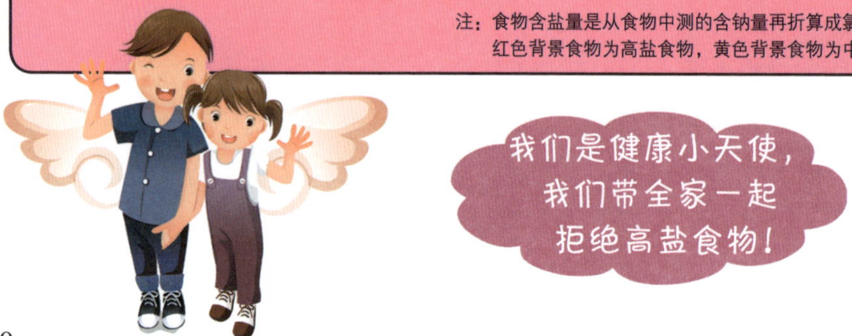
我们是健康小天使，
我们带全家一起
拒绝高盐食物！

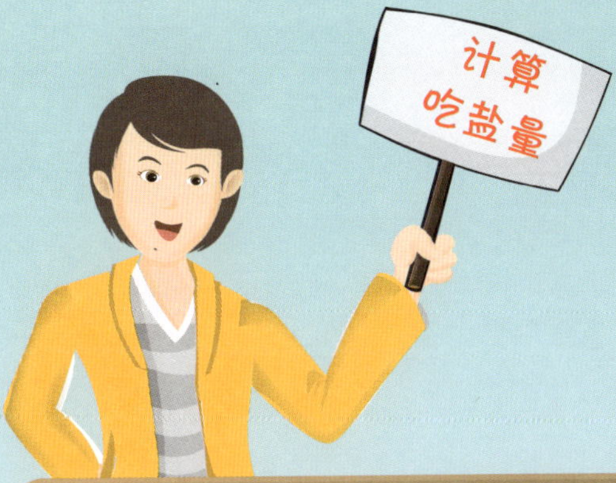

知道了常见的含盐食物后，就可以根据自己吃的各种食物量，计算家里做菜时用盐不能超过多少克。

如果一家三口当天的饮食中除了新鲜的菜肴原料外，还吃了用食盐加工过的食品，吃的量分别是：

乳黄瓜　50g　含盐 7.8 ×（50 ÷ 100）=3.9g

太仓肉松100g　含盐 4.8 ×（100 ÷ 100）=4.8g

龙虾片　100g　含盐 1.6 ×（100 ÷ 100）=1.6g

味精　1g　含盐 20.7 ×（1 ÷ 100）=0.2g

上述四种食物共含盐：3.9 + 4.8 + 1.6 + 0.2=10.5g。

以每人每天推荐摄盐量6g为例，

一家三个人适宜的摄入量是18g（6 × 3=18g），所以可以用于炒菜等的食盐不能超过：18 － 10.5=7.5g，约折合3个2g的盐勺。

上述计算只是告诉大家怎样计算、掌握家里做饭的食盐用量，在实际使用时没有必要这样“克克计较”，只要大致接近就可，但是不要太“随意”用盐。

当然，烹饪用盐越少越好！

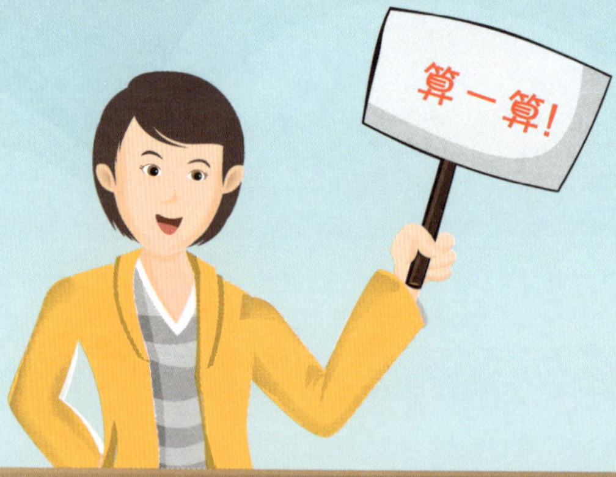

动一动手,算一算吧!

明明家有爷爷、奶奶、爸爸、妈妈和明明五个人,

今天一天吃了:

咸菜 50g 含盐 ______________________

酱牛肉 200g 含盐 ____________________

烧鹅 200g 含盐 ______________________

味精 2g 含盐 ________________________

明明还吃一个干脆面 100g 含盐 ____________

上述五种食物共含盐:________________。

以每人每天推荐摄盐量6g为例,

一家五个人适宜的摄入量是___g(6×__=__g),所以可以用于炒菜等的食盐不能超过___________g,约折合____个2g的盐勺。

大家想一想,如果爷爷、奶奶的年龄大于50岁,能放多少盐呢?

中国营养学会推荐
每人每天吃盐量应少于6g

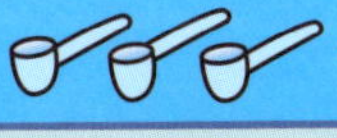
=6g盐

2g盐勺
小小盐勺2g装，
每日别超3勺量，
包括炒菜放的盐，
还有各种咸腌酱！

拒绝高盐食物

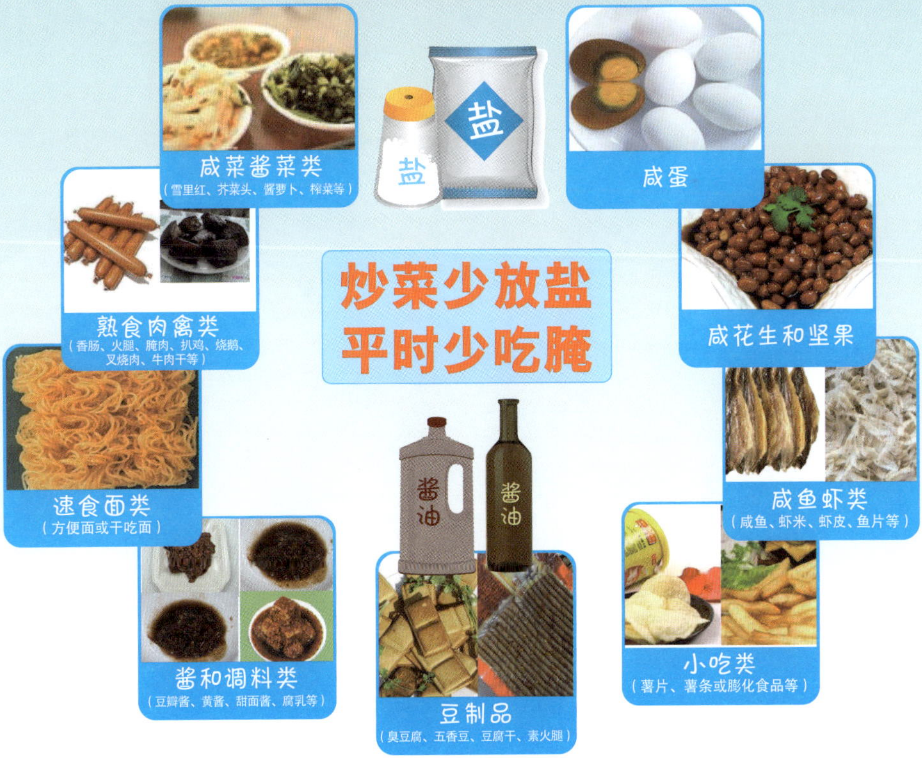
盐
盐
炒菜少放盐
平时少吃腌
咸菜酱菜类
（雪里红、芥菜头、酱萝卜、榨菜等）
咸蛋
熟食肉禽类
（香肠、火腿、腌肉、扒鸡、烧鹅、叉烧肉、牛肉干等）
咸花生和坚果
速食面类
（方便面或干吃面）
咸鱼虾类
（咸鱼、虾米、虾皮、鱼片等）
酱油
酱油
酱和调料类
（豆瓣酱、黄酱、甜面酱、腐乳等）
豆制品
（臭豆腐、五香豆、豆腐干、素火腿）
小吃类
（薯片、薯条或膨化食品等）

思考题

1. 重点人群每天食盐摄入量应少于______g。

2. 判断题：科学研究证明，每人每天食盐的需要量不超过1g。（　　）

3. 判断题：每人每天食盐摄入不超过6g是指在做饭时加入的食盐总量不超过6g。（　　）

4. 判断题：方便面或干吃面不是高盐食物。（　　）

5.爸爸爱吃咸菜，你可以建议他改吃什么呢？

____

6. 单选题：有一个五口之家，爷爷、奶奶60多岁了，他们全家一天摄盐量不能超过______g？

A. 24g　　B. 26g　　C. 28g　　D. 30g

7. 判断题：中国营养学会推荐每人每天的食盐摄入量仅包括炒菜放盐的量。（ ）

8. 需要特别注意减少食盐摄入的重点人群指的是哪些人群？

（参考答案见附录“思考题答案”）

第三部分
如何减少吃盐

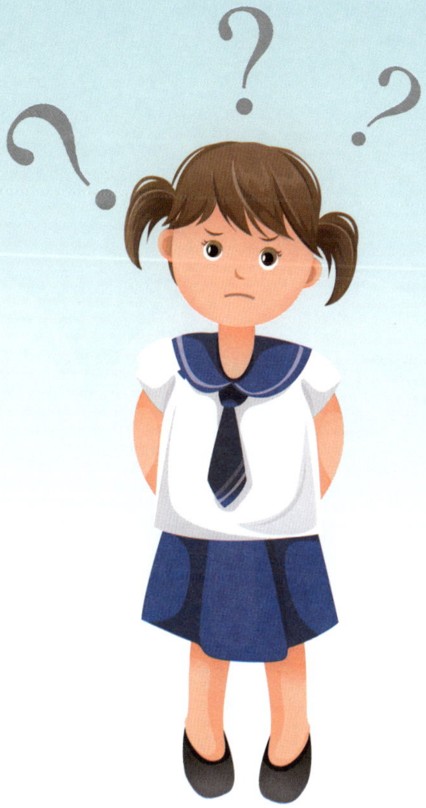

一、减盐、减酱油促健康

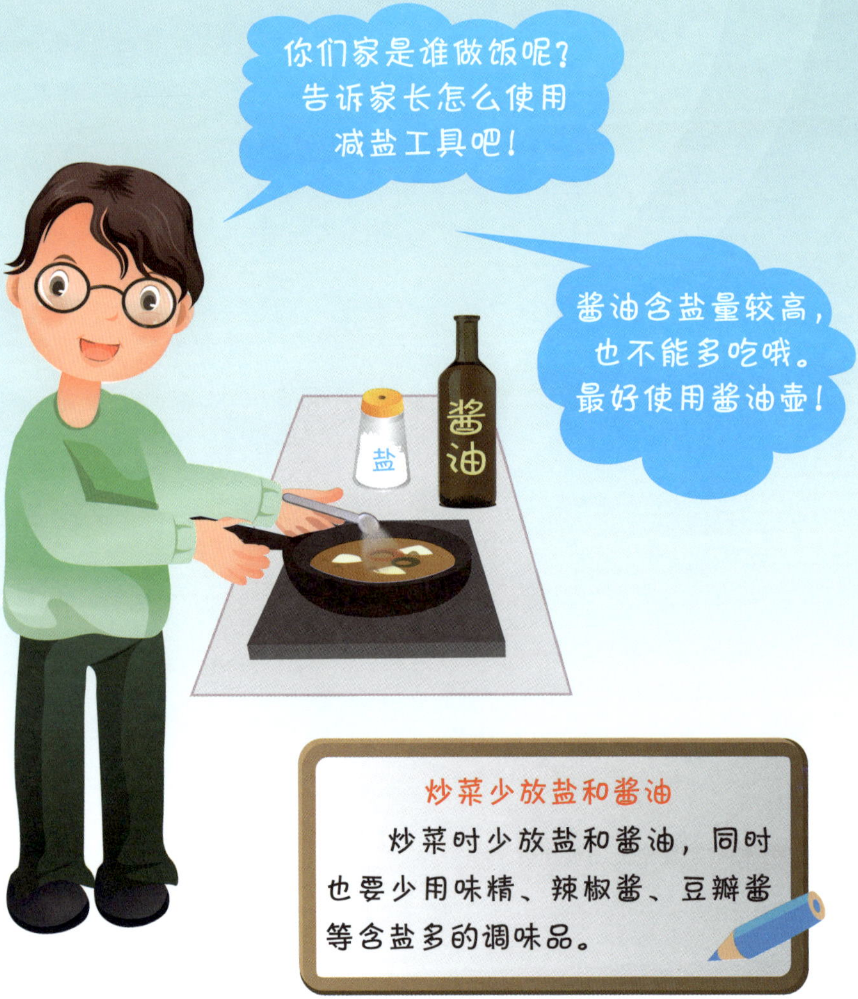
你们家是谁做饭呢？
告诉家长怎么使用
减盐工具吧！
酱油含盐量较高，
也不能多吃哦。
最好使用酱油壶！
盐
酱油

炒菜少放盐和酱油

炒菜时少放盐和酱油，同时也要少用味精、辣椒酱、豆瓣酱等含盐多的调味品。

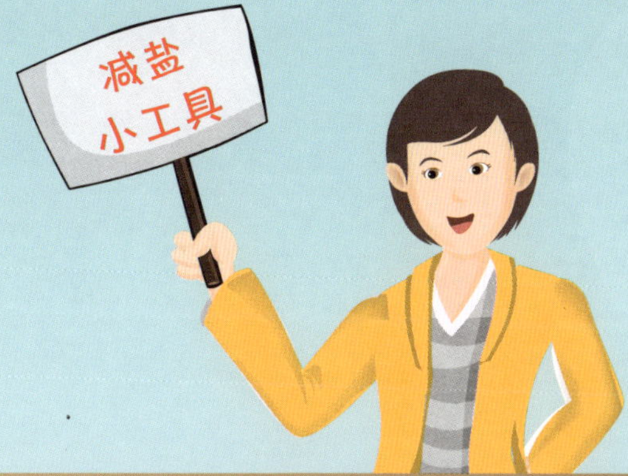

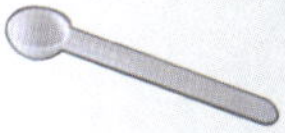

2g盐勺：让家里做饭的人以后就用盐勺加盐，并告诉家里做饭的人要尽量少加盐哦！

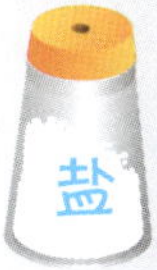

盐罐：为了检查同学们有没有督促家里做饭的人减盐，老师会定期抽查，让同学们把家里的盐罐带过来，让老师称重，隔一个星期再称量一次，就可以知道我们这个星期用了多少盐。

减盐小贴纸

同学们可以把减盐贴纸撕开贴在家里的盐罐上，这样就可以提醒家里做饭的人少加盐啦！

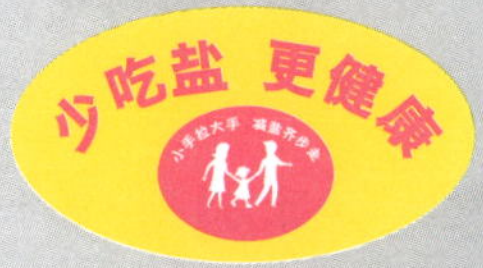

二、拒绝高盐食物

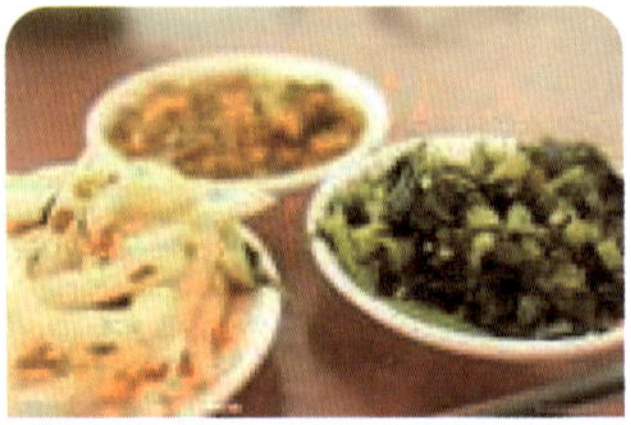
咸菜

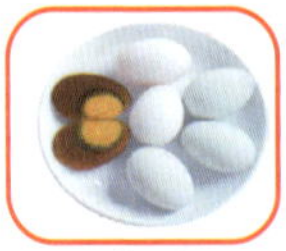
咸蛋

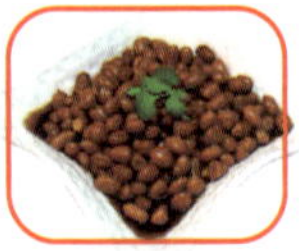
咸花生

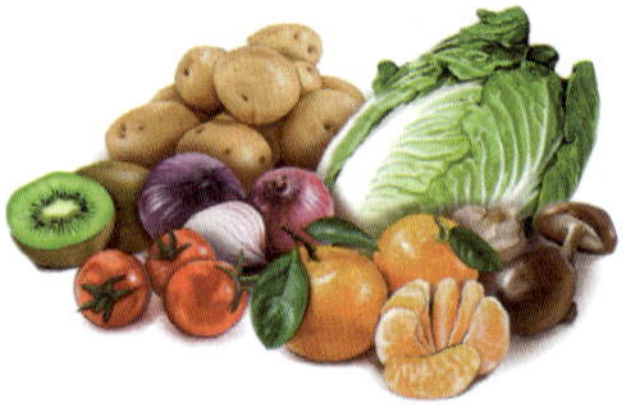
新鲜蔬菜、水果最营养

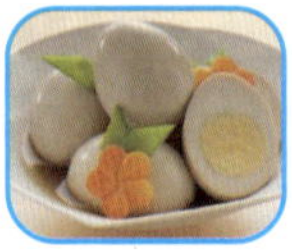
无盐鸡蛋

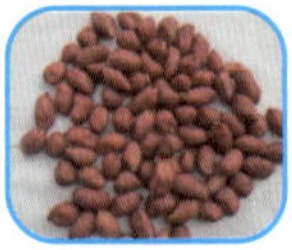
无盐花生

拒绝高盐食物

- 推荐食用新鲜蔬菜来取代咸菜，用无盐的鸡蛋和花生取代有盐的。
- 通过食物标签来识别高盐食物。

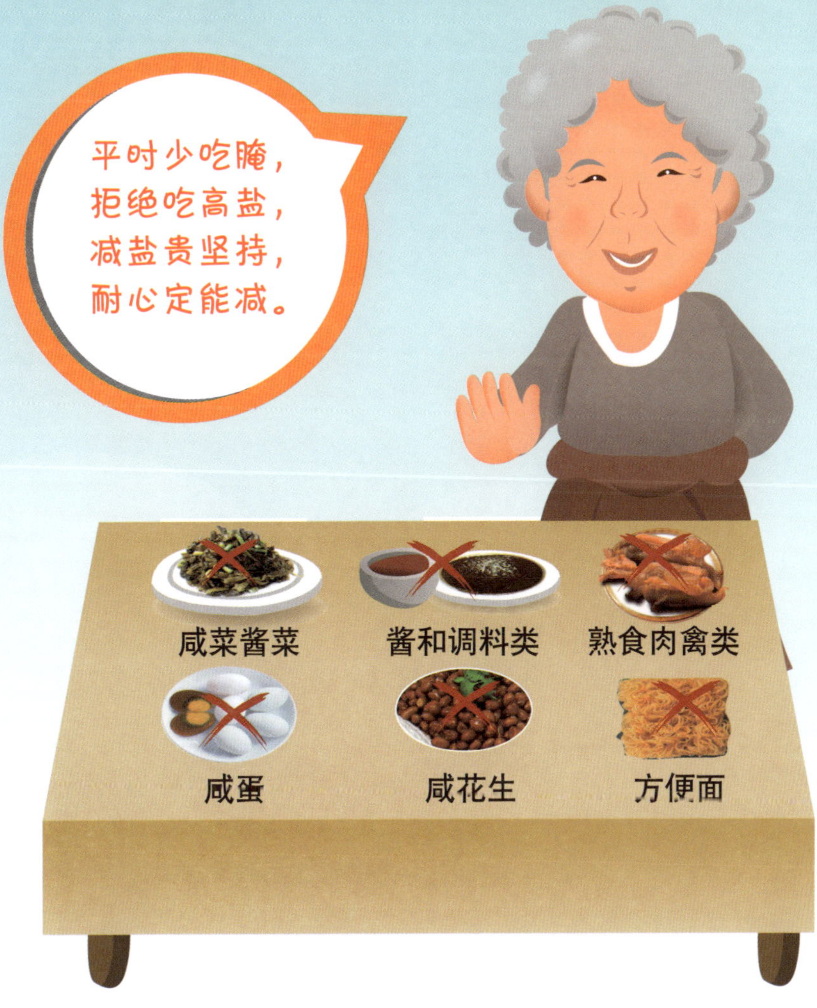
平时少吃腌，
拒绝吃高盐，
减盐贵坚持，
耐心定能减。
咸菜酱菜
酱和调料类
熟食肉禽类
咸蛋
咸花生
方便面

三、低钠盐

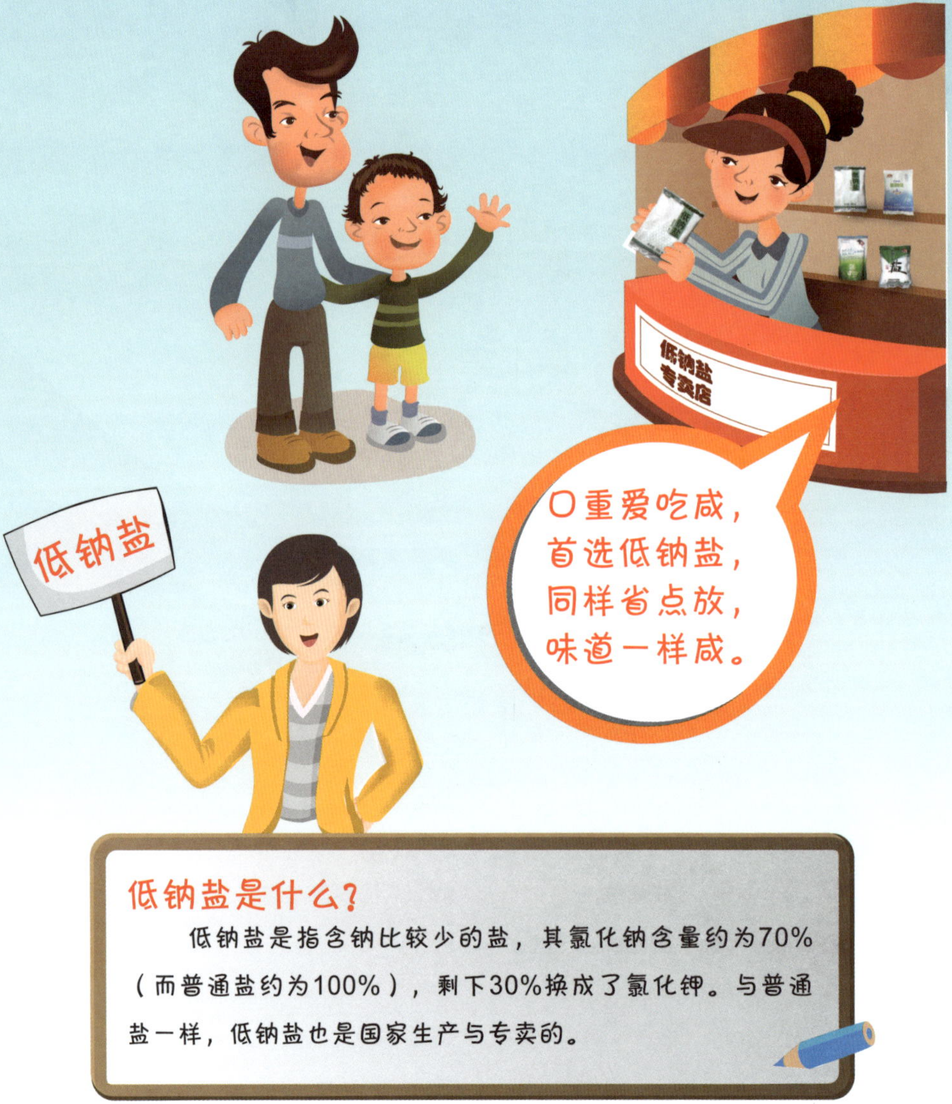
低钠盐专卖店
口重爱吃咸，
首选低钠盐，
同样省点放，
味道一样咸。
低钠盐

低钠盐是什么？

低钠盐是指含钠比较少的盐，其氯化钠含量约为70%（而普通盐约为100%），剩下30%换成了氯化钾。与普通盐一样，低钠盐也是国家生产与专卖的。

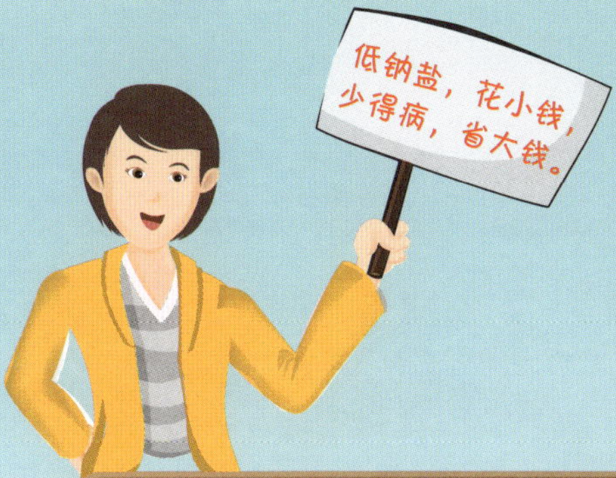

低钠盐的好处

1. 低钠盐能预防疾病

①减盐关键在减少钠，相对于普通盐，低钠盐可以有效预防因为钠摄入过多而引起的高血压和心血管疾病。②添加的钾既能保证咸味，又可促进钠的排出，有助于降低血压和预防心血管疾病。③吃低钠盐3个月可明显降低高血压和心血管病患者的血压（>5mmHg），时间越长，效果越明显。

2. 低钠盐也很实惠

从价格来看，低钠盐比普通盐稍微贵一些。但仔细想想，如果按照推荐吃盐量来看，一袋400g的低钠盐一个人吃3个月，和普通盐相比，平均每人每天才多花一分钱。

注意啦！

低钠盐也不能多吃哦！低钠盐虽然比普通盐健康，但是它里面也含有钠，如果吃得过多，就达不到减少吃钠的目的了。

低钠盐里添加了钾，钾对我们普通人的健康是有好处的，但如果是患有严重肾病或在吃保钾利尿药（这个可以咨询医生）的患者，钾吃多了，可能会引起身体不适。因此，不推荐这部分人吃低钠盐。

四、减盐小妙招

用天然食材调味，减少用盐和酱油

减盐小妙招一

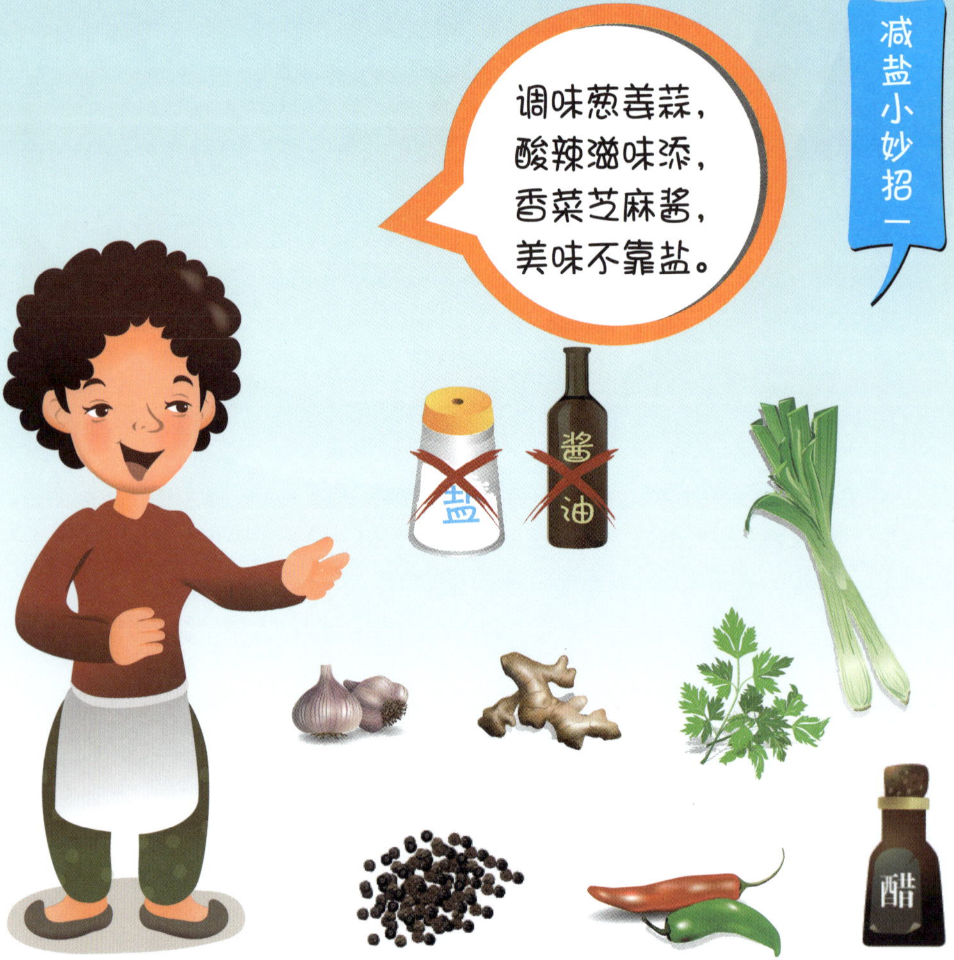
调味葱姜蒜，
酸辣滋味添，
香菜芝麻酱，
美味不靠盐。
盐
酱油
醋

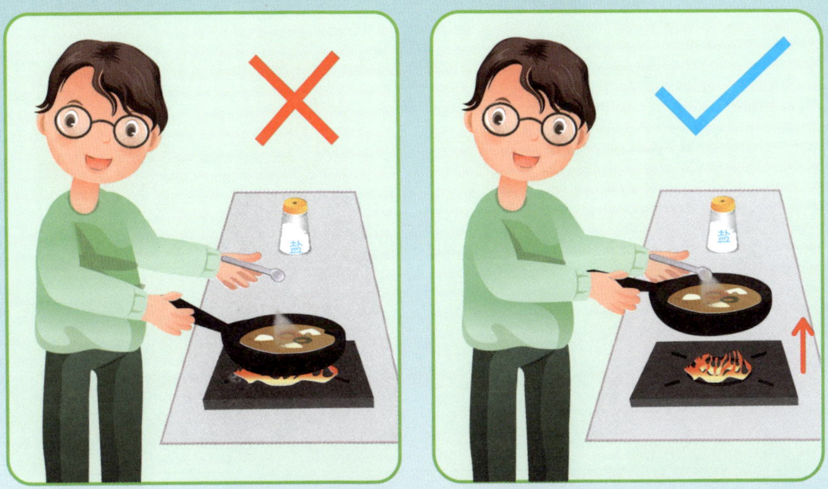
盐
盐

减盐小妙招二

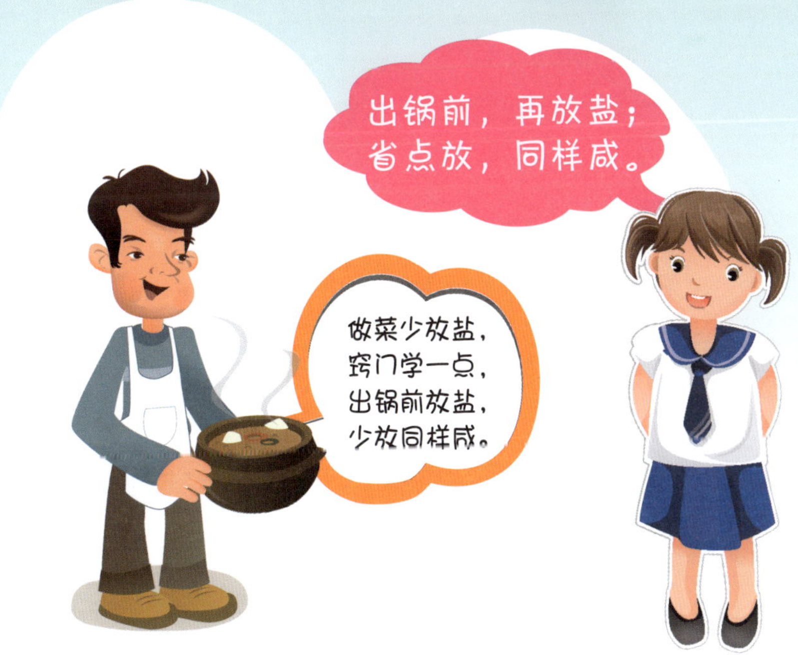
出锅前，再放盐；
省点放，同样咸。
做菜少放盐，
窍门学一点，
出锅前放盐，
少放同样咸。

减盐小妙招三

减少在外就餐，在家吃最健康

- 减少在外就餐次数，因为餐馆炒菜经常使用较多的盐来调味。

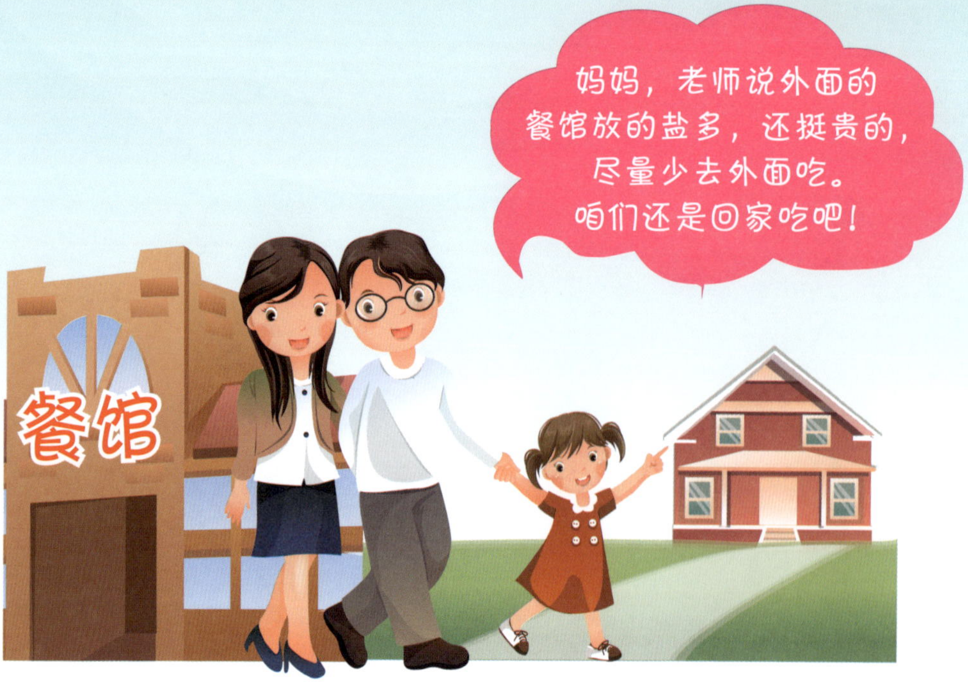
妈妈，老师说外面的
餐馆放的盐多，还挺贵的，
尽量少去外面吃。
咱们还是回家吃吧！
餐馆

减盐小妙招四

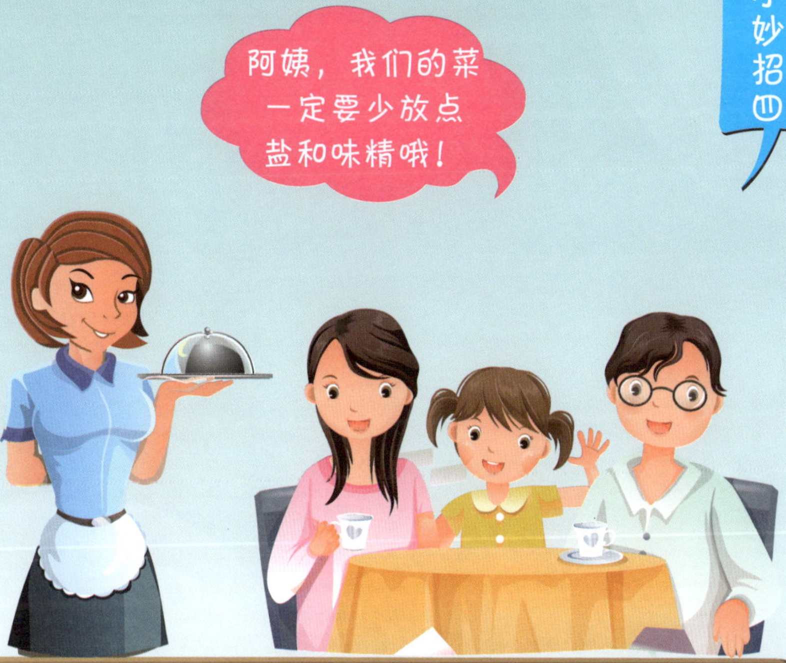

外出就餐小贴士

1. 如果在外就餐，一定要提醒餐馆烹调少加盐和味精（味精中含钠也比较多）。
2. 多喝开水少喝汤。一般餐厅的汤里含盐量在1.2%~2%，也就是100g汤里含有1.2~2g盐。只要两碗汤下肚，就可能吃下了5g盐，再加上菜中的盐，一天的食盐量就大大超标了！
3. 有汤食物和煮的食物，在烹调时使用的盐溶入了汤中，最好只吃其中的食物，盘子底部剩下的汤中含有较多的盐，应少吃！

如何减少吃盐

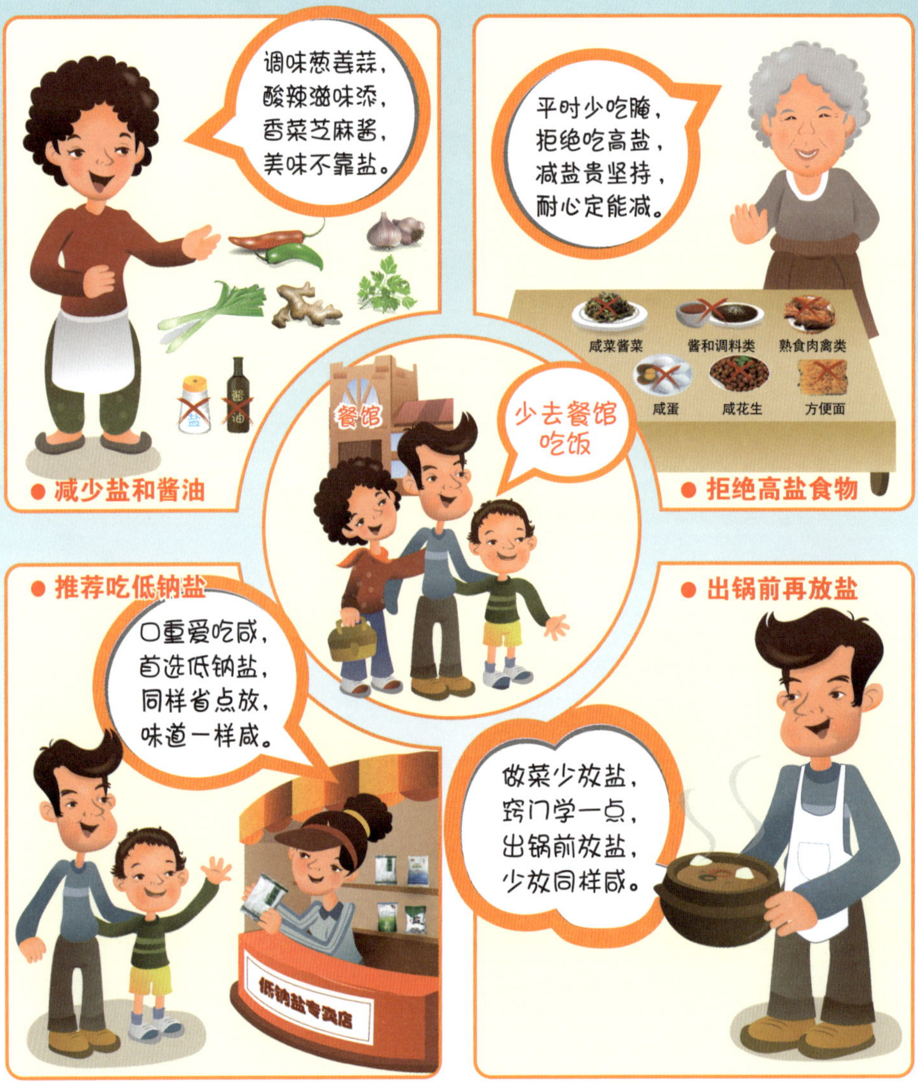
调味葱姜蒜，
酸辣滋味添，
香菜芝麻酱，
美味不靠盐。
盐
酱油
减少盐和酱油
平时少吃腌，
拒绝吃高盐，
减盐贵坚持，
耐心定能减。
咸菜酱菜
酱和调料类
熟食肉禽类
咸蛋
咸花生
方便面
拒绝高盐食物
餐馆
少去餐馆吃饭
推荐吃低钠盐
口重爱吃咸，
首选低钠盐，
同样省点放，
味道一样咸。
低钠盐专卖店
出锅前再放盐
做菜少放盐，
窍门学一点，
出锅前放盐，
少放同样咸。

思考题

1. 判断题：炒菜的时候要少放盐，但酱油可以多放点儿。（　）

2. 判断题：在菜快出锅时再放盐，可以少放一些，这样跟一开始就放很多盐的口感一样咸。（　）

3. 判断题：小明告诉奶奶炒菜时要少放盐，奶奶的确少放盐了，但她又放了很多辣椒酱。（　）

4. 判断题：只要我们坚持吃低钠盐，平时就不需要限制吃盐的量了。（　）

5. 判断题：咸蛋只有蛋白部分咸，如果我们只吃蛋黄，不吃蛋白，就是健康的。（　）

6. 酱油是高盐调味品吗？

7. 请列出你所知道的三种高盐食物。

8. 做菜时候少放盐，多用______、______、______、______、______、______等来调味。

（参考答案见附录“思考题答案”）

第四部分
贵 在 坚 持

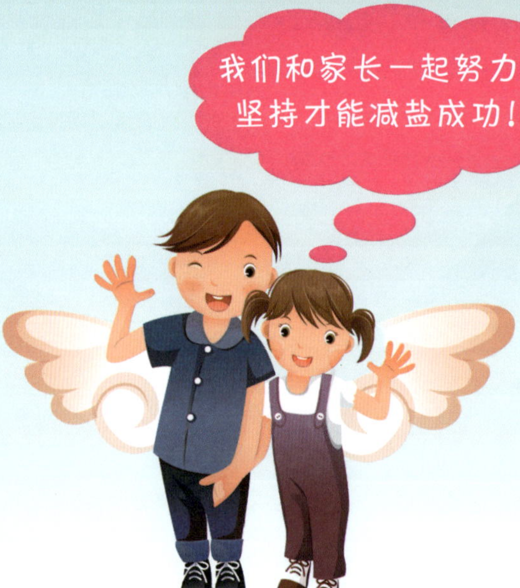

一、克服减盐中的困难

1. 盐吃少了没味儿

我们家爷爷、奶奶、爸爸、妈妈会抱怨说："呀！盐太少了吃起来没味儿！"

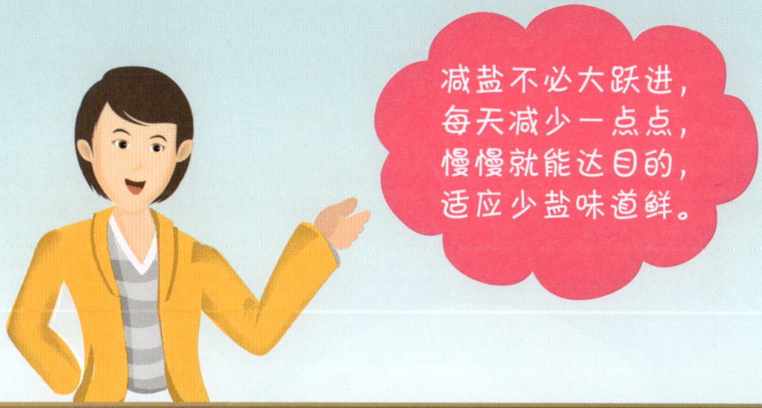
减盐不必大跃进，
每天减少一点点，
慢慢就能达目的，
适应少盐味道鲜。

慢慢减

人的口味有个慢慢适应的过程，一次把每天的吃盐量减少到6g大家可能很难接受。那么我们可以让口味慢慢地适应，从而把盐减下来，比如每个人一个月只减少1g，甚至一个月全家只减少1g，这点变化连我们自己都很难觉察到，但是一段时期后你会发现累积的总效果也非常明显。

2. 减盐几天又改回以前的口味

家里人刚减盐几天就又变回原来的口味了，那也需要小朋友的监督哦！告诉爸爸、妈妈，坚持最重要！

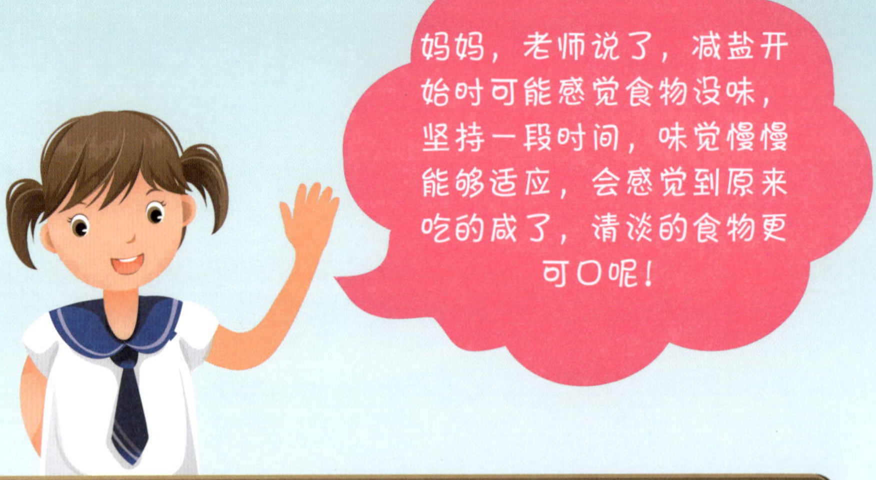
妈妈，老师说了，减盐开始时可能感觉食物没味，坚持一段时间，味觉慢慢能够适应，会感觉到原来吃的咸了，清淡的食物更可口呢！

减盐后坚持

将每天的食盐摄入量减少到低于6g，甚至更低，刚开始的一段时间可能会有些不适应，但是坚持一个月左右，你将能体会到低盐食物本身的自然美味，并且喜欢上低盐的食物。

二、我们是“家庭健康小天使”

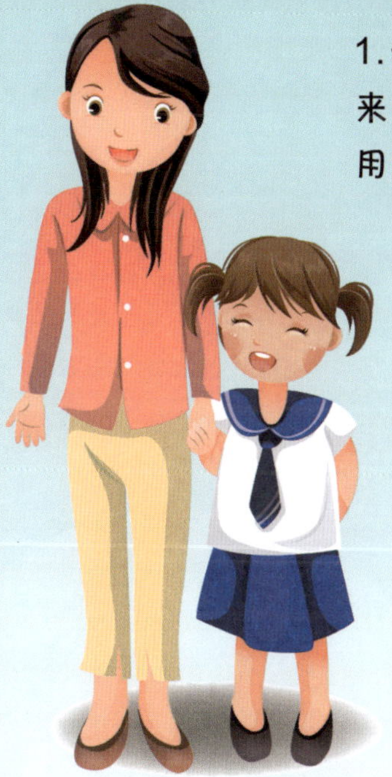
妈妈，今天的菜真好吃哦！

1.我们要做一个“家庭健康小天使”，给全家带来健康。平时多多“监督”家里做菜的人是不是用盐勺了，并且真的减少放盐和酱油了。

2.如果饭菜比较清淡可口，我们要鼓励家里做菜的人！

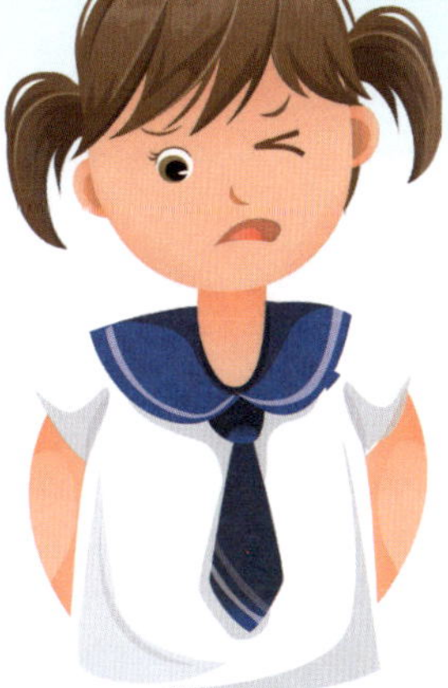
妈妈，今天的菜有点咸呢！

3.如果饭菜比较咸，为了全家的健康，作为传达健康知识的小天使，我们一定要提醒家里做菜的人哦！

三、高盐食物记录表

表2是健康教育老师为大家制订的高盐食物记录表，大家可以用这个表记录，并监督自己和家人尽量不吃或少吃高盐食物，减少在外就餐。

如果在一天之内食用此类高盐食物中的一种及以上，就请在相应的格子里打“√”，如果没有，就打“×”。如果能做到不吃高盐食物，且不在外就餐，就可以在自我评价栏里画一个☺，每周数一数自己能得到几个☺。

例：小红这一周一共得到了6个☺，她真棒！

表2　高盐食物记录表

记录项	周一	周二	周三	周四	周五	周六	周日
咸菜、酱菜类（雪里红、芥菜头、酱萝卜、榨菜等）	×	×	×	×	×	×	×
咸蛋类（咸鸡蛋、咸鸭蛋等）	×	×	×	×	×	×	×
咸花生和坚果（咸花生、咸葵花子、咸腰果等）	×	×	×	×	×	×	×
熟食肉禽类（香肠、火腿、腌肉、扒鸡、烧鹅、叉烧肉、牛肉干等）	×	×	×	×	×	×	×
各种酱和调料（豆瓣酱、黄酱、甜面酱、腐乳等）	×	×	×	×	×	×	×
豆制品（臭豆腐、五香豆、豆腐干、素火腿）	×	×	×	×	√	×	×
速食面类（方便面、干吃面）	×	×	×	×	×	×	×
小吃类（薯片、薯条、膨化食品等）	×	×	×	×	√	×	×
咸鱼虾类（咸鱼、虾米、虾皮、鱼片干等）	×	×	×	×	×	×	×
在外就餐次数	×	×	×	×	×	×	×
自我评价	☺	☺	☺	☺		☺	☺

亲爱的小朋友们，在本书的附录中有一个空白的“高盐食物记录表”。你和你的家人也可以像小红一样认真填写，然后比一比，看谁得到的☺最多！

四、减盐要点

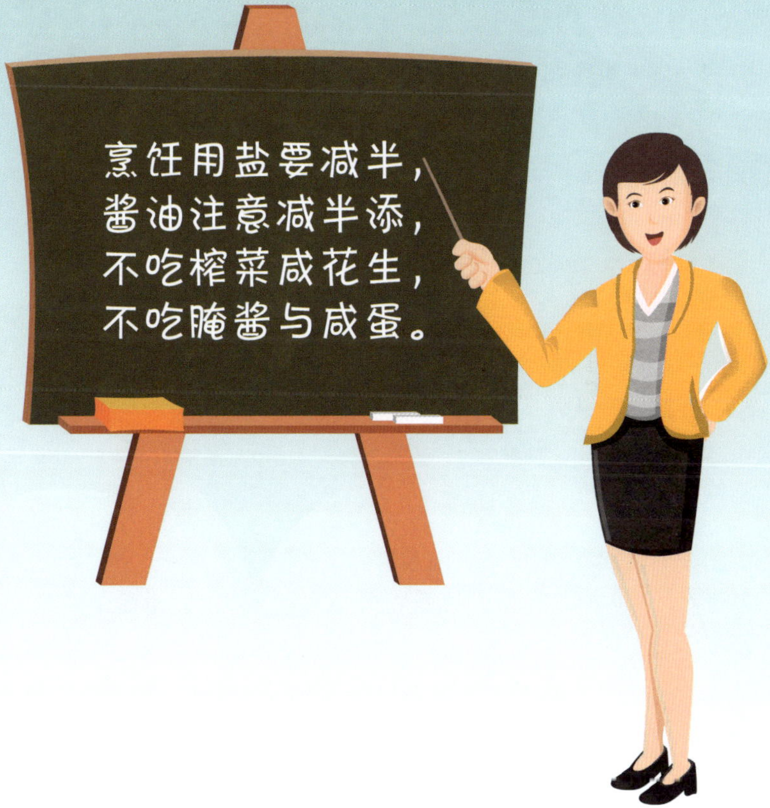
烹饪用盐要减半，
酱油注意减半添，
不吃榨菜咸花生，
不吃腌酱与咸蛋。

常见问题解答

1. 盐吃少了会没劲儿吗?

这是一个在老辈人中流传很广的传说，不免会使一些人产生一种心理暗示。其实不存在这个问题，因为科学研究发现，人们每天对氯化钠的生理需要量很少，不到1g。而我国居民每天的吃盐量平均为12g甚至更多，远远超出了生理需要量。没有科学研究表明食盐摄入降低会导致乏力等症状；相反，在已有的减少盐摄入的科学实验中，减少吃盐获得了血压降低等健康益处。

2. 我们每天做饭可以不加盐吗?

我们每天做饭可以不加盐！其实人体每天对氯化钠的生理需要量不到1g，每天摄入的食物本身所含有的氯化钠量已经能够满足我们的生理需求，不需要额外加盐。

食盐并不是我们正常饮食所必需的成分，只是五千多年以来我们的祖先为了保存食物才形成了在食物中添加盐的习惯。现在我们可以用冰箱保存食物，不再需要用盐保存食物了。

其实世界上有一些民族平时是不吃盐的，比如我国四川凉山的彝族、太平洋岛国上的某些民族等，他们在日常生活里基本不吃盐，这些民族人们成年后的血压也不随着年龄而升高，生活方式非常健康。因此，人是可以不吃或少吃盐的。

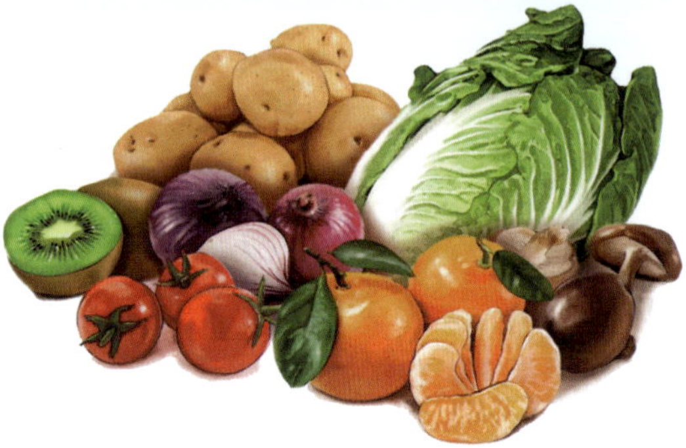

3. 吃盐少了会让头发变白吗？

这种说法是完全错误的。吃盐多少和头发是不是会变白没有任何关系。民间传说故事中的白毛女头发变白，其实是因为在当时的时代背景下白毛女有冤不能伸，有仇不能报，加之常年与世隔绝，孤独忧愁所致，与不吃盐并没有关系。否则，我国凉山的彝族和太平洋上那些岛国的人就早都成了“白发族”了。少吃盐不仅不会让头发变白，而且会降低发生中风的风险，并能阻止血压随着年龄升高的进程，预防高血压的发生，从而避免因高血压和中风而带来的疾病痛苦和经济损失。对于正在服药的高血压患者来说，低盐饮食还会使药物的降压效果更加明显。

4. 没有盐的食物不香吗？

这种说法是错误的。我们嘴里有感受咸味的味蕾，如果你长期吃盐量很高，味蕾就会变得迟钝，那么你就需要较多量的盐才能感受到咸味。但是，如果你不吃盐或者吃盐量较少，那么味蕾就会变得非常敏感，食物本身所含有的少量的盐就能够让你感受到足够的咸味。味蕾需要用2~6周时间来适应这种变化，我们一旦适应了这种较淡的味道，我们的味蕾就可以感受到食物（粮食、蔬菜）本身的新鲜美味了。

另一个增进食物味道的办法就是使用一些健康的调味品，比如葱、姜、蒜、辣椒、香菜、芝麻、十三香等，但是一定要注意不要用食盐含量很高的酱油、豆瓣酱和辣椒酱等酱类调味品。

思考题

一、判断题

1.吃盐多有力气，吃盐少了没劲儿。（　）

2.要解决减盐后菜不好吃的问题，我家以后做菜少加盐，多加点味精就行了。（　）

3.平时可以利用醋作调料增加食欲，如醋拌凉菜，不仅能减少盐的用量，口味也是很不错的。（　）

二、情境问答

76岁的高大娘在家里吃饭时，忽然晕倒在地，不省人事。家人赶紧拨打120送医院诊治。诊断结果是高大娘发生了中风。据了解，高大娘常年患有高血压，医生表示这与其长期盐摄入过量有关。请问高大娘在日常生活中该如何减盐呢？至少说出3种方法。

①________________ ②________________

③________________

（参考答案见附录“思考题答案”）

附录

高盐食物记录表

如果在一天之内食用此类高盐食物中的一种及以上，就请在相应的格子里打“√”，如果没有，就打“×”。如果能做到不吃高盐食物，且不在外就餐，就可以在自我评价栏里画一个☺，每周数一数自己能得到几个☺。

记录项	周一	周二	周三	周四	周五	周六	周日
咸菜、酱菜类 （雪里红、芥菜头、酱萝卜、榨菜等）							
咸蛋类（咸鸡蛋、咸鸭蛋等）							
咸花生和坚果 （咸花生、咸葵花子、咸腰果等）							
熟食肉禽类 （香肠、火腿、腌肉、扒鸡、烧鹅、叉烧肉、牛肉干等）							
各种酱和调料 （豆瓣酱、黄酱、甜面酱、腐乳等）							
豆制品 （臭豆腐、五香豆、豆腐干、素火腿）							
速食面类 （方便面、干吃面）							
小吃类 （薯片、薯条、膨化食品等）							
咸鱼虾类 （咸鱼、虾米、虾皮、鱼片干等）							
在外就餐次数							
自我评价							

本周我一共得到了______个☺，再接再厉！

思考题答案

第一部分

1.高血压、冠心病、中风、胃癌、肾病等。 2.对。 3.高血压。

第二部分

“算一算”参考答案

上述五种食物共含盐：22.4g。一家五个人适宜的摄入量是30g，所以可以用于炒菜等的用盐不能超过7.6g，约折合3个2g的盐勺。

1.4。 2.对。 3.错。 4.错。

5.新鲜的蔬菜水果。 6.B。 7. 错。

8. 重点人群指的是患有高血压、冠心病、脑卒中（俗称中风）、糖尿病或肾病等慢性病的患者及年龄超过50岁的中老年人。

第三部分

1.错。 2.对。 3.错。 4.错。 5.错。 6.是。

7.方便面、咸菜、咸花生等。 8.醋、葱、姜、蒜、辣椒、芝麻。

第四部分

一、判断题

1.错。 2.错。 3.对。

二、情境问答

使用盐勺；使用低钠盐；菜快出锅时再放盐；不吃高盐食物，如咸菜、酱菜、咸蛋等。